文經家庭文庫 C230

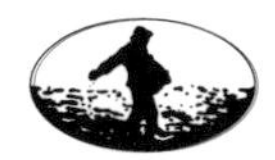

0~10歲 小兒健康書

禾馨新生婦幼診所兒科主治醫師 詹弘毅 | 書田診所小兒科主治醫生 葉勝雄 | 高固廉／惟廉聯合診所主治醫師 賴貞吟 ◎合著

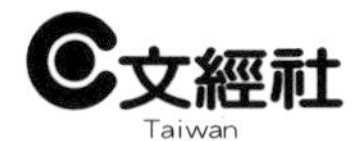

COSMAX
PUBLISHING Co.
Since 1981

自序❶

共同當孩子健康的守門員

因為臉書的關係，常接到很多爸媽關於寶寶健康的問題。在一開始的時候，我還能盡量抽絲剝繭地回答，但漸漸地只能「已讀不回」了。因為透過文字表達的症狀，常常是過度簡化的。例如咳嗽兩個字，就可以有很多種不同的呈現，光是要問清楚是哪一種咳嗽，一來一回就要花上許多時間。

此外，透過網路，總是綁手綁腳，或像是戴著墨鏡一樣。綁手綁腳，指的是沒辦法用聽診器聽診，沒辦法用壓舌板看喉嚨，也沒辦法用耳鏡看耳膜。戴墨鏡的意思，是指皮膚的照片再清晰，也不一定能看出立體感，更別說是從尿布的照片聞出沙門氏菌的味道了。

最關鍵的一點，醫生的工作是發現家屬沒注意到的問題，如果只是看完描述後說這樣沒關係，那就不一定要由醫生來回答了。為了讓新手父母在孩子看病前後，也能得到醫生的意見參考，因此開啟了寫這本書的念頭，希望能製作一本父母的手邊書，讓父母對小孩的常見疾病，有一套基礎且完整的概念。

在寫作方面，常有讀者以為我是老醫生，其實我還有許多前輩。會跳出來寫這樣的書，是因為我的醫學養成過程比較特別，分別在長庚、馬偕、台大接受一般醫學、兒科、小兒腸胃科的訓練。也待過區域醫院，甚至參與了 SARS 和平封院事件。後來待了五年的基層診所，從新生兒看到老年人，累積了許多看感冒的經驗。

現在的書田診所，則是讓我可以花更多的心力在兒科病人身上，並抽空作一些大眾的衛教。希望這樣的經歷，能增加這本書的廣度，可以涵蓋醫學中心到診所的角度。而為了增加內容的深度，特別邀請了在台大期間的同仁，小兒感染科的賴醫師和小兒免疫科的詹醫師一起來編寫各自擅長的部份。

要提醒的是，雖然我們致力於打造一本前所未有的「秘笈」，但並不是要父母看完書後，就自己當起醫生，畢竟醫生的「第三隻眼」是無法取代的。舉例來說，病人因為蚊子叮咬造成嚴重紅腫而來看病，醫生看到膚色偏黃，同時診斷有胡蘿蔔素血症，最後發現是吃太多番茄所引起，這種眼力就沒辦法透過書籍傳授了。

除了從醫師的角度出發，我們三位作者剛好都各有兩個小孩，在寫作的同時也融合了自己親身照顧孩子的經驗，相信能提供大家更多實用的資訊。希望在讀完這本書後，父母和醫生的溝通能更加順暢，讓我們一起為孩子的健康把關吧！

葉勝雄

自序2

家人是孩子最好的後盾

因為普遍的兒科人力不足，住院醫師輪調到區域醫院時，值班是病房和急診一人扛。也就是說，下班之後緊接著值班，除了在病房處理住院病人的問題，還得隨時 on call 去急診看診。

在腺病毒肆虐的某個冬夜 5 點半，剛交完班我就接到急診來電，一個 2 歲小朋友高燒 39.5 度，連忙跑到急診室。仔細評估完後給予退燒處置，跟焦急的媽媽解釋著：「弟弟罹患的是腺病毒引起的咽喉結膜熱，會燒退燒退 3-5 天，可能都是高燒，但發燒對小朋友沒有傷害，如果燒退之後精神活力不錯不用太擔心，我幫弟弟預約兩天後至門診追蹤喔。」媽媽第一次遇到小朋友燒這麼高，相當擔心。1 小時後，小朋友體溫降至 38.3℃，在急診室裡橫衝直撞，吵著要回家玩車子喝奶。跟媽媽重覆叮嚀後就讓他們回家。

晚上 11 點半，急診室再度來電，趕到時先認出了媽媽，這次燒到 40℃。服用退燒藥後一個小時體溫降至 37.8℃，我再度解釋反覆高燒為自然病程，請媽媽帶小朋友回家。凌晨 4 點，剛準備要小瞇一下時，手機又響起，一到急診發現又是熟面孔，媽媽跟我都尷尬的笑了，原來又燒到 39.7℃，這次我除了老調重彈之外，直接把小朋友留在急診觀察。

早上交完班後，媽媽打電話來話家常，我跟她抱怨了一下昨晚一夜沒睡的始末，老媽回我：「妳小時候高燒我也是衝急診啊！還嚇到摔壞好幾支水銀溫度計。阿妳說那個腺病毒是什麼東西？」我心裡震了一下，焦急的媽媽應該也跟我媽媽有一樣的疑問吧！新手媽媽面對小朋友高燒，又被我用腺病毒這種沒聽過的名詞轟炸，肯定是手足無措。

忙碌的時間過得很快，在完成小兒科、感染科、小兒急診等專科訓練的同時，我也成了兩個孩子的媽，除了醫院診所的患者，照顧自家生病的孩子也成家常便飯，除了全程體驗玫瑰疹未出疹前動輒高燒到 39、40℃時的病懨懨，感染腸病毒時咽喉痛不能進食的哭鬧，對於可能併發熱痙攣、腸病毒重症的擔心更讓我屢次夜不成眠。受過專業訓練如我在孩子生病時都會草木皆兵，現在愈來愈能了解陪同小病患的父母黑眼圈之由來。可惜每次看診都是小朋友不舒服的時候，此時家屬根本不堪大量不熟的醫學名詞轟炸，只能反覆提點他們當次照護重點。

謝謝文經社的企劃，讓我得以與眾人分享小兒常見感染疾病的點滴。小朋友生病，很多父母第一個問題就是感冒了嗎？感冒不是一個很精確的專業名詞，醫師在診察過程中作出的判斷（**肺炎、流感、細支氣管炎……**）和建議（**抗生素、克流感、戴口罩、打疫苗……**）有時候讓人聽了更擔心。希望我負責的部分可以成為小兒科醫師和家長之間的橋樑。

謝謝我的父母和先生，他們是支持我寫作最強大的後盾；謝謝台大小兒部和急診部的醫療團隊。還有，感謝所有讓我診察過的孩子與家長，以及我的兩個寶貝，這些照顧經驗讓我持續學習成長，你們是我最棒的老師！

賴貞吟

用最少的藥達到最好的效果

還記得前陣子有個廣告台詞是這樣的：「過兒！敏兒！為什麼我們家會生出過～敏～兒～」

廣告想要表達現代家長對於過敏兒的無奈，但沒說的是，到底是為什麼呢？其實近年來，過敏疾病在兒童的盛行率節節攀升，鼻子過敏的學齡兒童就佔了一半，氣喘兒也攀升到了兩成，異位性皮膚炎的寶寶也已有十分之一強，兒童的慢性疾病中，過敏疾病也是最普及的，在門診中最常見的疾病之一了。個人於醫學院時代就對免疫學有著濃厚的興趣，之後進入台大小兒過敏免疫風濕科也才真正開始去了解這些疾病的神秘面紗，然而畢業後第一線面對過敏問題的寶寶以及家屬，也益發發現家長有著滿腹的問題其實應該是過敏科醫師應該要好好解答的。因為過敏問題與環境的連動很大，不單單是藥物的治療，還要重視「天時、地利、人和」。「天時」就是季節變換晝夜溫差的照顧，「地利」就是孩子所處環境的過敏原控制，「人和」就是家長與孩子的溝通、醫師與家屬間的觀念與追蹤配合，所以如果缺乏孩子與家長的合作，單靠醫師想要根除過敏病簡直是天方夜譚。

很高興藉著文經社這次的企劃，有機會好好整理這些常見的過敏疾病給家長們參考，在個人所負責的章節內盡力以目前臨床指引為本，輔以新的研究證據以及實際看診的觀察，提供這方面的資訊，包括過敏病的形成、檢查的介紹、預防過敏的建議、常見過敏疾病的診斷治療方針與追蹤，希望可以讓家長們了解這些惱人的過敏疾病，以及醫師可以給予的治療和衛教。

在此要感謝在台大小兒過敏免疫風濕科研習階段指導我的江伯倫教授以及楊曜旭主任，帶領我進入過敏疾病的領域。還有感謝負責其他章節的葉勝雄醫師和賴貞吟醫師，他們對於小兒常見疾病的基本觀念與感染疾病相關的整理相當鞭辟入裡。現代的醫療，已經不是醫師說了算、藥到則病除，而應該是讓資訊透明化，了解疾病本身，知道預防的方法，聽懂醫師的語言。兒童疾病治療的目標是用最少的藥達到最大的效果，用最大的心力做衛教與家長溝通，才會有好的疾病照顧品質，這也是我們完成這本書最大的目的！

對症療護，呼吸道症狀面面觀 本篇撰文／葉勝雄醫師

有些疾病和你想的不一樣 本篇撰文／葉勝雄醫師

Part 3 小兒常見疾病的兇手大名

本篇撰文／賴貞吟醫師

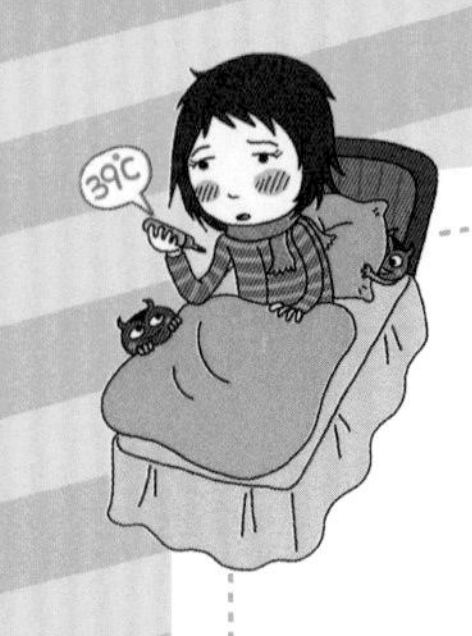

Part 4 告別過敏兒，增加免疫力

本篇撰文／詹弘毅醫師

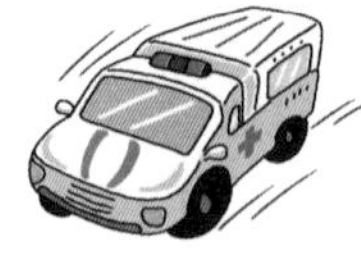

前言

比診斷更重要的事

不管到醫院或診所看病，我們都希望能聽到一個簡短又有力的診斷，可以很快地告訴我們這次生的是什麼病。就算我們不完全了解這個病，在聽到診斷之後，心總是能稍微安定下來。相反的，醫師若說不出這次生的是什麼病，來自痛苦與不安所產生的壓力就會轉而投注到醫師身上，直到醫師抓出兇手為止。

在離開醫學中心之後，接觸的疾病從大病變成小病，一些在醫學中心微不足道的診斷名稱，例如感冒，這時候就變得相當重要。剛開始在基層看診時，重點都放在排除肺炎和中耳炎這些相對較嚴重的疾病。在排除這些疾病之後，心裡鬆了一口氣，有時會忘了跟病人說診斷是感冒，一直到病人忍不住問：「那這次是感冒嗎？」我才恍然大悟，即使是像感冒這樣簡單的診斷名稱，對病人來說還是很重要。

望聞問切，循序漸進

但其實診斷名稱並不能代表一切。同一個病名，影響身體各部位的深度與廣度也都不同，在初期、中期、和後期也可能各有不同的症狀。就像夜市的打彈珠遊戲，雖然只有 15 顆彈珠，但是兩次要打出相同排列組合的機率極低。而且同一種病毒感染，也可能造成不同的症狀，例如呼吸道融合病毒可以造成一般感冒，也可以造成急性細支氣管炎或肺炎。

有些人會疑惑，為什麼醫師要問那麼詳細，不是只要看看喉嚨或用聽診器聽一聽就知道是什麼病了嗎？其實不管中醫、西醫，判斷的方法都是從望、聞、問開始的，我們通常先從症狀切入，再去判斷疾病和病原體。在這本書裡，我們依照這樣的邏輯，Part 1 先分析常見的呼吸道症狀，Part 2 再介紹兒科門診常見的呼吸道和腸胃道感染疾病，Part 3 則是改從病原體的角度出發，Part 4 討論的是如果不好好處理，就會和小朋友如影隨形的過敏。希望透過這樣的介紹，能讓父母們在小朋友生病時不會一時慌了手腳，在帶去看醫師之前，先知道哪些是必須提供給醫師的資訊，而在看醫師之後，手邊也隨時有資料可供參考。

有時家長急著想知道小孩生的是什麼病，一看到醫師就問說這是不是流行性感冒？是不是腺病毒？一下子把選擇題變成是非題。其實對醫師來說，第一眼要判斷的是小朋友的整體情況，以決定是否該送急診？是否該住院？或是在門診繼續追蹤即可。再來是釐清目前的症狀，並作相關的身體檢查，必要時照 X 光或抽血檢驗，最後才是診斷。即使病人一開始就說自己像什麼病，醫師還是要抱持著懷疑的態度重新再審視一遍，這整個流程才是來看醫師的最主要目的，也是最大的價值所在。

舉例來說，一位媽媽說小孩光是因為黴漿菌感染就住院住了 6 次，而這次的咳嗽和發燒等症狀都和前 6 次很像，因此媽媽覺得這次就是黴漿菌感染了。但在詳細問診之後，發現其實比較像是流感，最後快篩結果也證實如此。如果醫師沒有適度的懷疑，僅憑病人過去的經驗來治療，很可能多吃了抗黴漿菌的藥，卻疏漏了流感的治療。同樣的情形也出現在某種疾病在媒體大量曝光之後，很多人越看越覺得自己像是得到這個病。就像瞎子摸象，摸到耳朵的覺得像扇子，摸到象腿的覺得像柱子，但反過來說，腿粗的動物不一定就是大象，也可能是隻大犀牛。

本書介紹最常見的兒童疾病

兒科門診常見的疾病可以分成感染和過敏兩大類，而感染又以呼吸道感染和腸胃道感染佔大多數，因此這本書集合了小兒感染科、過敏科和腸胃科的次專科醫師來為大家詳加介紹。常見的診斷名稱，主要是以影響的位置來命名。呼吸道在胸腔以外的部分稱為上呼吸道，在胸腔之內的部分稱為下呼吸道，呼吸道的附屬器官則包括和鼻腔相通的鼻竇，還有經由耳咽管和鼻咽相通的中耳。

在疾病的部分，我們先從感冒開始介紹起。感冒是最常聽到的診斷，常被當作呼吸道感染的通稱，接下來討論其他上呼吸道、下呼吸道、以及呼吸道附屬器官的感染疾病。

切記，診斷名稱只是醫師用來和病人溝通的代號，雖然很重要，但不要反而被這個診斷名稱所侷限了，最後我們還是要回歸到眼前的病人身上，畢竟每個人都是不同的個體，尤其在生病時更是如此。而且疾病之間的界線常常是模糊的，例如哮吼也可以同時有支氣管炎的症狀。再者，不同的疾病也可能同時存在，例如感冒可能併發細菌性中耳炎，過敏性鼻炎的人依然會感冒，不能每次感冒都以為只是過敏而已。

最後想要傳達一個最重要的觀念：醫師不只是治療一個「病」，而是幫助一個「人」回到健康的狀態。對兒科醫師而言，甚至要把照顧病人的人都考慮進去，因此沒有一種醫療的套餐可以適用所有的人，每次都要因人而異、因病而異，分別量身訂做才符合小朋友就醫的權益。

醫師小叮嚀

Q 大人、小孩互相傳染感冒？

很多爸媽帶小孩來看診後，下一次自己也會來看診，因為病毒的傳染率高，所以被孩子傳染了，但有時候也會遇到爸媽說他們和孩子不斷的交叉感染，一下小孩傳給大人，一下大人傳給孩子，然後又再來一次循環，讓他們感到很困擾。

這其實是誤會，如果是同一種病毒，頂多大人傳給小孩或小孩傳給大人一次就會結束了，因為有抗體保護。所以這可能是兩種情況，一種是大人、小孩都過敏，所以不斷有類似感冒的症狀，一種是重複感染了不同的病毒。例如小孩禮拜一得到鼻病毒，媽媽禮拜四得到腺病毒，下周二小孩被媽媽傳染腺病毒，但媽媽可能誤會是小孩傳給媽媽又傳回給小孩。下周六如果媽媽又得到流感，又以為小孩再傳回來。

理論上，短期間內重複感染同一種病毒的機會微乎其微，家裡如果有像打乒乓球一樣的交叉感染，大多是有兩種以上的病毒在流竄。建議有家人患病時，自己不管是不是感冒才剛好，都要多用肥皂洗手，才不會又被感染到另一種病毒。

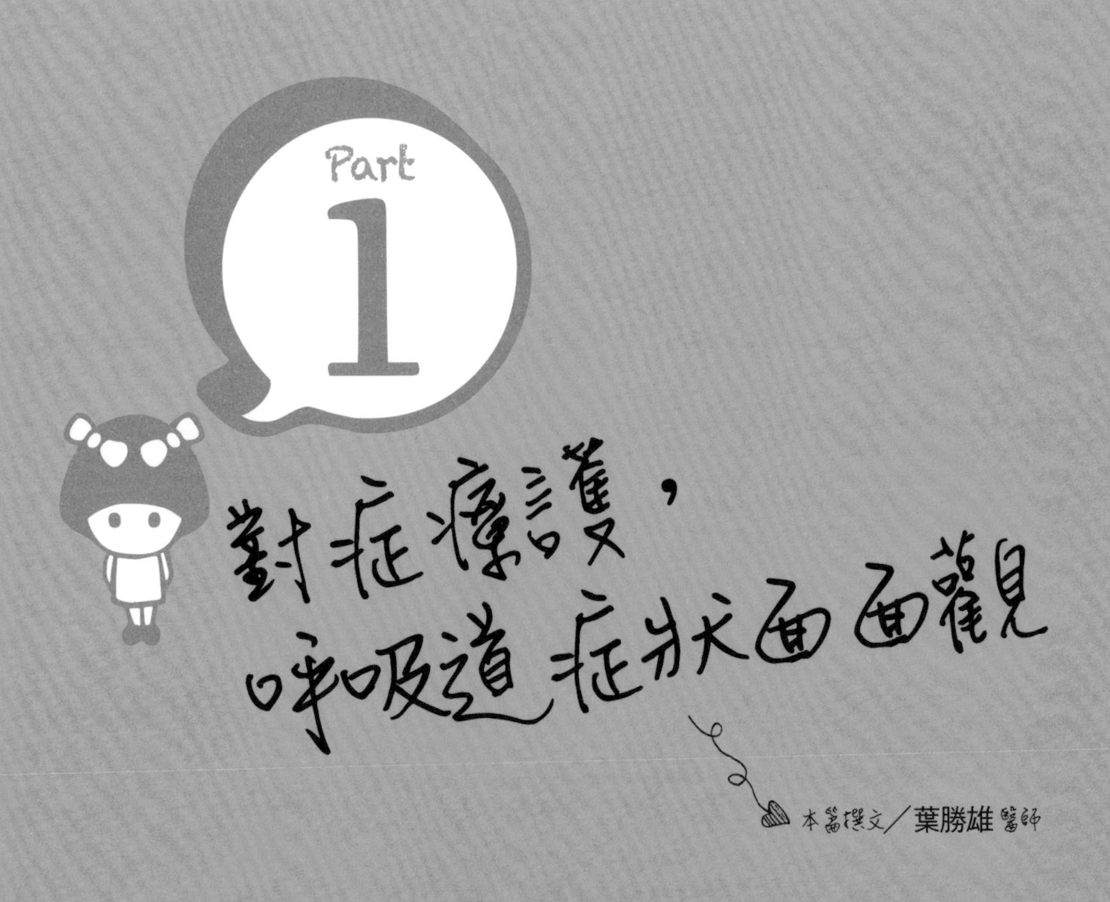

對症療護，呼吸道症狀面面觀

本篇撰文／葉勝雄 醫師

喉嚨痛、喉嚨發炎，就是感冒了嗎？我為什麼反覆發燒？小朋友一下午都在「哈啾～哈啾～」，是感冒嗎？感冒也是著涼引起的嗎？

這些都是呼吸道常見的症狀，也是小朋友經常發生的不適，很多人都自己判斷是感冒，但，你確定只是感冒嗎？

01 著涼？感冒？還是過敏？

「哈啾～哈啾～」小寶打噴嚏了！在一旁的大人突然慌了起來，奶奶趕緊幫他套上衣服，一邊說他晚上愛踢被，衣服總是少穿一件，難怪風一吹就會著涼。媽媽眉頭一皺，對著爸爸說：「你看！就跟你說不要那麼常帶他出門，現在被傳染感冒了吧！」爸爸則暗自嘀咕：「我都有很小心啊，這明明是遺傳你的鼻子過敏。」

公說公有理，婆說婆有理，到底真正的原因是什麼呢？首先，我們來區分一下著涼與感冒。

AAA~ CHOO!

「著涼」指的是身體感覺外在環境的冷，可以是冬天寒流來襲時的絕對低溫，也可以是在夏天突然從戶外走進冷氣房時的相對低溫。「感冒」則指的是病毒感染上呼吸道後，所造成的一連串症狀。

著涼時，臉部和鼻腔的三叉神經受到低溫的刺激，當刺激超過一定閥值之後，就會引發打噴嚏或流鼻水的反射。有一份在滑雪勝地的調查指出，那裡有96%的人會流鼻涕，有一半的人會鼻塞，有三分之一的人會打噴嚏。預防著涼的方法，是穿著保暖的衣物，鼻子敏感的人，則要戴上口罩以避免冷空氣的直接刺激。

而感冒的初期，三叉神經受到發炎的刺激，也會想打噴嚏。和著涼最大不同，是「事出必有因」，不管冬天或夏天，一定要有病毒的存在，才會感冒。如果只是單純吹風或受凍，沒有病毒感染就不會感冒。預防的方法，是避免在感冒流行季節到公共場所，以減少飛沫傳染的機會。平時也要養成吃東西前先洗手的好習慣，以避免病毒的接觸傳染。

那過敏又扮演什麼角色呢？有過敏性鼻炎的人，本身就對刺激很敏感了，一著涼就更容易打噴嚏、流鼻水。如果因為過敏常常鼻子癢、眼睛癢，動不動就搓鼻子、揉眼睛，或是鼻塞要張開嘴巴才能呼吸，這些動作都讓病菌有機會入侵。因此過敏在平常就應該要控制好，才不容易感冒，在感冒時，症狀也才不會雪上加霜。

話說回來，小寶究竟是著涼？感冒？還是過敏呢？真要分辨清楚，還得繼續觀察。如果打幾個噴嚏就結束，可能只是著涼；如果接著一直流鼻涕，可能是感冒；如果症狀只有集中在早晚，很可能是過敏體質。因此若只看初期的症狀，這三種原因都有嫌疑，也不排除有共犯。奶奶、媽媽、爸爸，大家都是為了小孩好，就別再為了一個打噴嚏的原因爭執不休了吧！

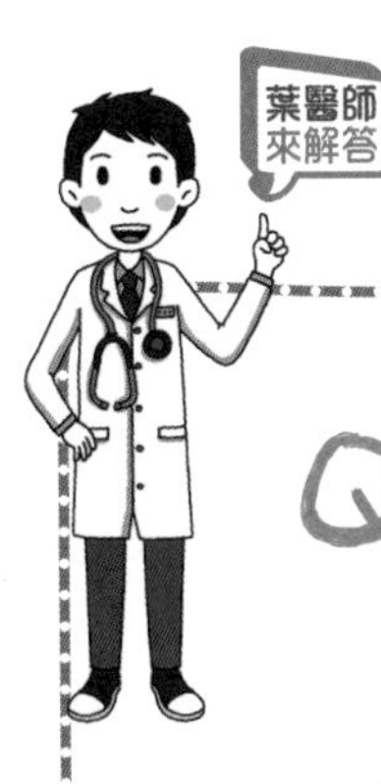

Q 看見閃光也會打噴嚏？

根據西方的統計，每 3-6 個人當中，就有一個人會因為看到強烈的光線而反射性地打噴嚏，例如直視太陽或閃光燈。甚至有人吃太多東西，胃部太撐也會打噴嚏。這兩種類型的噴嚏，對沒經驗的人來說很難理解，但對有經驗的人來說，他還以為大家都會這樣呢！這兩種反射其實都屬於顯性遺傳，會有這兩種反射的人，通常可以在爸爸或媽媽身上看到相同的情況。

還有一種鼻炎類似過敏性鼻炎，但不是由 IgE（**免疫球蛋白 E**）所主導，是因嗜伊紅性白血球比例過高所造成。特色是除了打噴嚏、流鼻水、鼻塞之外，還會合併嗅覺喪失。除了生理的因素之外，心理的因素也會誘發噴嚏。不像一般打噴嚏時眼睛會自然跟著閉起來，若是心理因素造成，很可能在打噴嚏的時候，忘記加上閉眼睛的反射動作。

打噴嚏，雖然只是小症狀，但是除了以上的原因之外，還有許多尚未提到。想知道更多藏在簡單症狀背後，一點也不簡單的原因嗎？在後面部分章節裡，將繼續為大家剖析各種門診常見的症狀，讓大家更深入了解，在照顧生病小孩時，也才能更得心應手。

02 如何記錄小朋友的症狀？

小明在幼稚園發燒了，老師通知上班中的爸媽，小明爸爸急急忙忙來幼稚園帶去看醫生，到了醫院醫師詢問何時開始發燒的？一天燒幾次呢？孩子會不會沒精神或是食慾，卻一問三不知，小明爸只好匆忙打回幼稚園詢問老師。

到底帶孩子去醫院看醫生，醫生會詢問哪些問題呢？

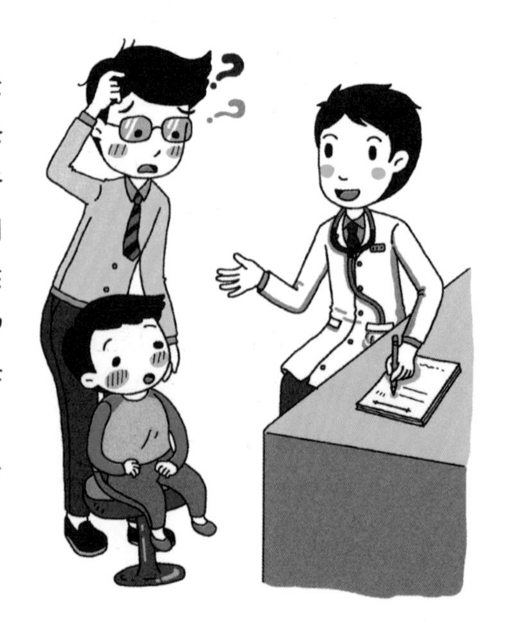

現今社會，大家都很忙碌，帶小孩來看病的經常都非主要照顧者，對小孩的症狀也不是很清楚。有時被醫生問倒，還要打電話給保母或老師才知道。不過也有些家屬的紀錄很詳細，媲美住院時的護理紀錄，幾點發燒或是幾點吃藥都寫得清清楚楚。有些家長以為醫生用「看」的就知道是什麼病，其實症狀的演變過程很重要，常常是診斷的重要依據。到底醫生想知道那些事情呢？下面的表格提供大家參考：

症狀／發燒

- 什麼時候開始發燒？
- 一天發燒幾次？
- 哪一次燒到最高？體溫幾度？
- 燒退後活動力好不好？
- 最後一次發燒是什麼時候？

症狀／流鼻涕

- 什麼時候開始流鼻涕？
- 鼻涕顏色？水狀或黏稠？
- 有沒有過敏性鼻炎？
- 會不會打噴嚏？在什麼時候最容易？
- 會不會鼻塞？

症狀／咳嗽

- 什麼時候開始咳嗽？
- 清晨咳？白天咳？睡前咳？半夜咳？運動特別容易咳？
- 有沒有氣喘的病史？
- 咳嗽的聲音像什麼？偶爾咳一兩聲，還是一咳就連續好幾聲？
- 有沒有痰音？痰的量及顏色？

症狀／嘔吐

- 什麼時候開始吐？總共吐幾次？
- 吐之前吃了哪些東西？
- 吐的內容物是什麼？咖啡色？黃色？綠色？
- 有沒有頭痛、頭暈、或肚子痛？
- 現在還會不會想吐？

症狀／腹瀉

- 什麼時候開始？一天幾次？
- 最近吃了哪些東西？
- 每次腹瀉量的多寡？
- 水狀或糊狀？有無黏液或血絲？
- 肚子是否會絞痛？

症狀／腹痛

- 什麼時候開始痛？
- 痛的位置？位置是否隨時間不同？
- 悶痛？絞痛？脹痛？還是刺痛？
- 持續或間歇痛？
- 空腹時痛還是吃飽時痛？或與進食無關？

有些家屬會叫小孩故意在門診咳一聲給醫生聽，其實故意咳和真正咳不同，如果描述得宜，就不一定要小孩現場模擬，除非小孩正好要咳嗽。別忘了醫生還有聽診器這項武器，可以聽出潛藏的問題。現在智慧型手機很方便，也可以用手機的照相或錄影功能，在家裡拍下孩子咳嗽、打呼的影片，或是拍下尿液或便便的外觀，再搭配實際的身體檢查，提供更多診斷的依據。

醫生蒐集了病情的初步資訊之後，會進行一些基本的身體檢查。如果發現哪裡異常，也會再追問更詳細的相關病史。這些檢查在醫生心中有一定的順序，常見的困擾是家屬在醫生看喉嚨的時候問有沒有中耳炎，看耳朵的時候問有沒有氣喘，這樣多少會干擾到步驟的進行。但這順序也並非一成不變，假如家屬迫不及待想知道是不是腸病毒，也可以在一開始就先檢查喉嚨，再問其他問題。

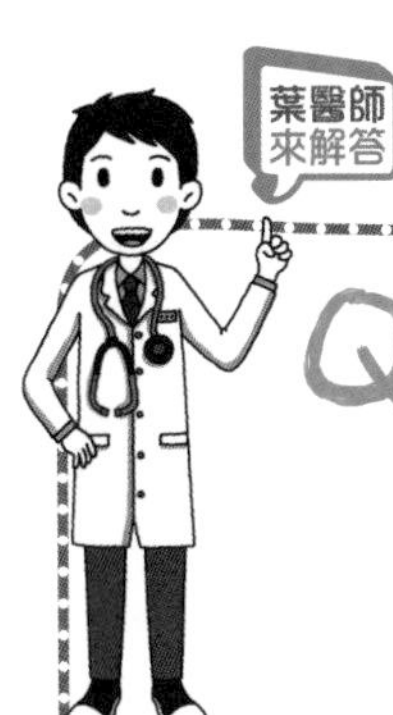

Q 到底兒科醫生都檢查些什麼呢？

最常見下列的檢查：

☆ 口腔與喉嚨：常是醫生最先檢查的地方，因為喉嚨發炎、扁桃腺發炎、腸病毒、腺病毒、鏈球菌、鵝口瘡等等，都可以從這裡看出來。但如果小朋友很害怕看喉嚨，為了避免看診過程中一直哭鬧，醫生可能最後才會看喉嚨，讓小孩一看完就可以離開診間，減少恐懼的時間。

☆ 耳鏡檢查：檢查有沒有中耳炎、中耳積液等等。

☆ 肺部聽診：聽看看有沒有呼吸道狹窄造成的喘鳴或哮喘音、分泌物造成的乾囉音、或是細支氣管塌陷後再度被撐開的爆裂音等等。肺部左右兩側聲音的比較也很重要，舉例來說，肋膜積水的一邊聲音會變小，肺炎造成肺實質化的一邊，可能聽到支氣管音。

☆ 心臟聽診：聽看看有沒有心雜音，有些心雜音在感冒發燒的時候才變得明顯。

除此之外，還有皮膚外觀的診視、肚子的觸診和聽診、檢查脖子是否僵硬、眼眶或囟門是否因為脱水而凹陷、以及囟門是否因為腦壓上升而隆起等等。其實從患者進門的步態，醫生就開始觀察。我曾遇過一個小男孩，彎腰捧著肚子，一拐一拐走進來，腦海隨即浮現闌尾炎的診斷，後來開刀證實是闌尾炎破裂併發腹膜炎。

03 發燒到幾度才需要退燒？

小英這兩天一直很沒精神，也吃不下，阿嬤用手摸摸自己和小英的額頭，認為沒有發燒，就叫媽媽不用擔心。半夜媽媽發現小英的體溫很高，焦急的帶著小英衝進急診室問：「一直發燒，會不會燒壞腦子啊？」

到底體溫幾度算發燒？發燒會不會傷腦呢？

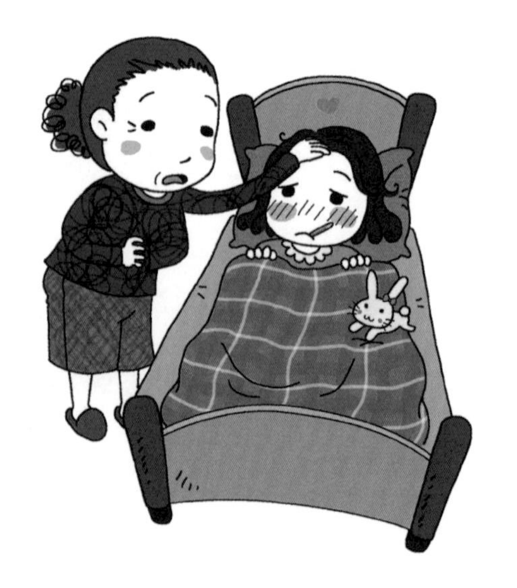

十年前，家長最焦慮的問題大概就是發燒是否會損傷孩子的智力。但隨著疫苗的發展，腦炎或腦膜炎的患者越來越少，以日本腦炎為例，台灣從每年一千多例，降到只剩零星個案。現在大家已經很少一聽到發燒，就馬上聯想到會燒壞腦子了。隨手可得的網路資訊，也讓家長對於發燒越來越有自己的見解，許多人都知道發燒不一定非得用藥，常問醫生的問題，反而變成「發燒到幾度才需要開始退燒？」

可不可以用摸的去感覺小孩有沒有發燒呢？雖然有時候會受到手溫度的影響，但其實還是可以當作初步參考，只是最後還是要以體溫計為準。有另一種方法可以少掉一層手的誤差，在我小孩還小的時候，我會抱著他們，用臉頰輕輕貼著額頭去感覺他們的體溫，如果感覺有異，再用耳溫槍確認是否發燒。

幾度以上的體溫算是發燒呢？依照測量方式的不同，由高至低分列如下：

- 肛溫（量1~3分鐘）、耳溫、額溫：≧ 38°C
- 口溫（量2~5分鐘）：≧ 37.8°C
- 腋溫（量3~10分鐘）：≧ 37.2°C

但並非每個人正常時的體溫都一樣，如果家用體溫計沒有定期校正，也可能會有偏差，因此以上的標準並不是絕對的。建議在小孩沒生病的時候，就先用家裡的體溫計，多量幾次看看是幾度，如果哪一天突然升高 1~1.5℃以上，就要小心是否發燒了。

「發燒到幾度才需要退燒呢？」一般最簡易的說法是 38.5℃以上，但是也不用拘泥那零點幾度的差別，主要還是看小孩有沒有因為發燒而不舒服。例如小孩發高燒但精神很好，就不一定要急著退燒，相反的，小孩燒的不高但已經很不舒服了，就不用再等體溫攀上高峰，可以立即開始退燒。

少數的父母怕影響免疫力，因而不敢給小孩吃退燒藥。其實免疫系統也不是隨時都保持理性，雖然升高體溫是身體對抗感染的方式之一，但免疫系統經常會衝過頭，不惜要與病菌玉石俱焚，這時候吃退燒藥就像幫過熱的引擎降溫。另外，退燒藥的功能除了退燒之外，也可以消炎止痛，因此也用在頭痛、肌肉酸痛、喉嚨痛、腸病毒造成的口腔潰瘍等等身體不適。

關於發燒患者的疑問很多，我們快速掃描一下：

- **兩邊耳溫不一樣時，以高的一邊為準**
- **快要發高燒時，身體會發抖、手腳會冰冷是常見的**
- **看醫生前可以先吃退燒藥沒關係，只要確實記錄體溫，不會影響醫生判斷**

- 兩種不同的退燒藥至少要相隔一小時，距離太近的話，怕體溫一下子降太快
- 盡量不要使用塞劑退燒，尤其有拉肚子的時候。因為塞劑原本就不是設計用來退燒，可能造成體溫下降太快，或是刺激腸胃道引起腹瀉
- 不要用冰枕、不要擦酒精。冰枕若在畏寒發抖的階段使用，就像雪上加霜一樣。酒精則會讓毛孔收縮，身體反而不容易散熱

最後要提醒家長，3 個月以內的小嬰兒發燒，絕不能等閒視之。因為就算有腦膜炎、菌血症、泌尿道感染，外觀也不一定有症狀，最好立即到醫院，而且要有住院的準備。雖然住院的檢查結果出來，常是虛驚一場，但萬一是嚴重的病，這些檢查就非常值得了。

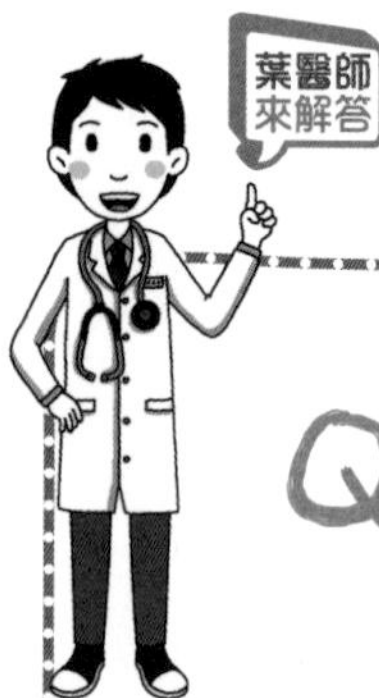

Q 為什麼小朋友容易發燒與畏寒？

人體受到感染時，白血球會釋放細胞激素，將感染的訊息傳遞到下視丘。下視丘是人體控制體溫的中心，是間腦的一部份，位於眼睛後側、腦的基底，連接神經系統和內分泌系統。下視丘指揮身體利用排汗或發抖等方式，來調節體溫。畏寒是因為皮膚血管收縮，造成體表溫度降低，常是發燒的前兆。

小朋友，尤其是嬰幼兒，在第一次遭遇某種病毒時，特別容易發燒。隨著成長的過程，免疫系統慢慢累積對抗病毒的經驗，再遇到一次同樣的病毒，馬上翻出過去的檔案，看看之前是怎麼戰勝它們的，下視丘也不用再狂拉警報、升高溫度了。到了成年，除非是嚴重的感冒，或是遇到常常突變的流感病毒，否則一般感冒已經很少會發燒了。

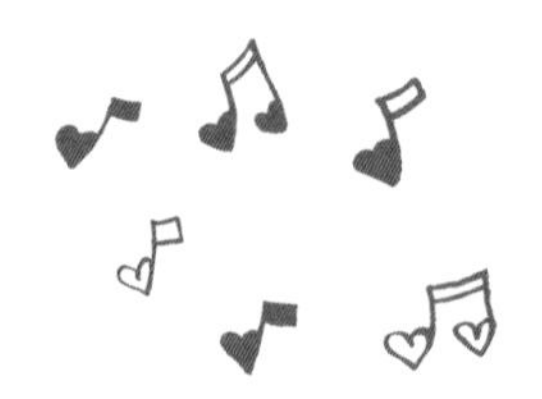

04

感冒一定要抽鼻涕嗎？

●●●

幾年前，匈牙利的友人帶小孩來看病，看見診所的耳鼻喉科治療檯和電動升降椅，很驚訝地問：「你們也有看牙齒嗎？」

顯然這些國外小兒科並不會有的設備，讓他困惑了。

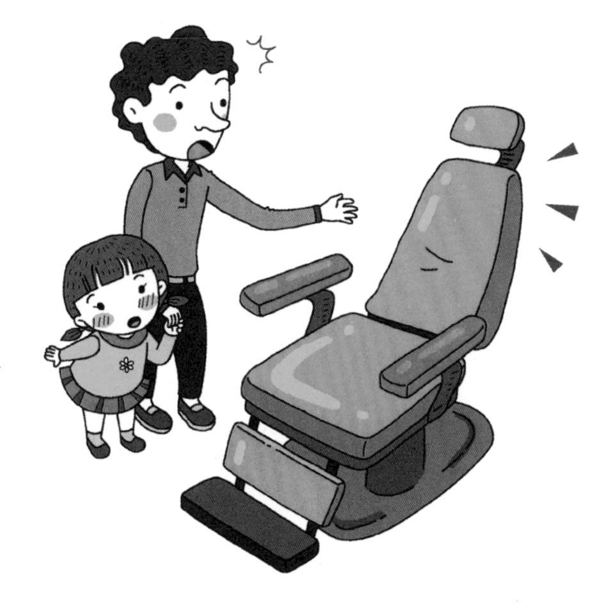

診療檯和電動升降椅的確是台灣診所特有的現象，小孩在診所看完感冒，如果不抽個鼻涕，就好像沒走完看診的流程。感冒是不是一定要抽鼻涕呢？一樣是在台灣，醫院的小兒科卻大多不幫小孩抽鼻涕，這又是為什麼呢？

在回答這個問題之前，我們先來談談，平常在家裡要怎麼處理小孩的鼻涕。大一點的小孩，可以提醒他們有鼻涕就要擤出來，不要養成吸回鼻子的習慣，如果真的擤不出來，用力倒吸再從嘴巴吐出來，也是一種變通的方法。擤的時候可以兩邊同時擤，或壓住其中一邊的鼻孔以增加另一邊氣流的衝力。如果鼻塞太嚴重的話，千萬不要用力擤，以免壓力將細菌擠進耳咽管，造成中耳炎。

年紀較小的幼兒可以先練習用鼻子「吹」鼻涕，由大人示範幾次鼻子吹氣的動作給他們看。一開始不必用衛生紙蓋住鼻子，也不必用手指壓住任何一邊的鼻孔，這樣一來會比較安全也比較簡單，等鼻涕被「吹」出來再擦拭。還不會這個動作的寶寶，最簡單也最好用的吸鼻涕工具，是一種可以按壓的橡膠圓球，前端連接著長約一公分的透明軟管。在按壓球體之後放進鼻孔，不必太深入，放開時會產生吸力，只要移除看得到的鼻涕即可。透明的軟管，

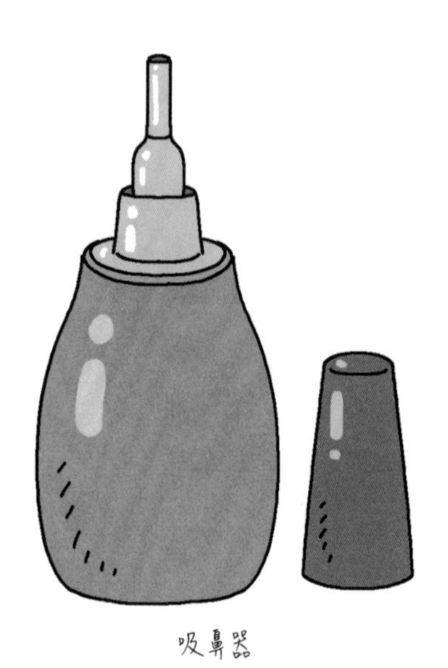
吸鼻器

可以讓髒汙無所遁形。選擇可和圓球拆開來的，在使用後會比較好清洗。

回到原來的問題，為什麼診所要用抽鼻涕的機器呢？因為在剛抽完的那一剎那，加上先前噴藥的作用，鼻子會突然暢通，比藥物更有立竿見影的效果。家長不一定有耐心等鼻涕走完自然的病程，至少暫時的緩解能讓家長安心，如果只是吃藥，看不到立即的成效，很可能下次就到別家診所看了。然而，抽鼻涕的效果通常只有半天到 1 天，不久又恢復原狀，所以才會有很多小孩天天到診所報到，甚至早晚都要抽一次鼻涕。

用機器抽鼻涕要注意的地方，是有些小孩的體質容易流鼻血，如果一天到診所多次，也增加和其他患者接觸的機率，要小心快痊癒時又感染到新的病毒。有的小孩則是從此很怕看醫生，常常從候診時就開始哭。雖然眼淚通過鼻淚管可以順便沖刷掉黏稠的鼻涕，但是會讓問診、聽診、身體檢查，都變得非常困難。

到診所看感冒，就一定要抽鼻涕嗎？其實不然。從國內醫院的現況看來，感冒不用機器抽鼻涕也可以痊癒。不妨鼓起勇氣問診所的醫師：「這次可不可以不要抽鼻涕？」別怕不好意思，因為這代表的是你對他醫術的肯定，更甚於抽鼻涕這個動作。如果遇到的是小兒專科醫師，說不定還會給你一個會心的微笑呢！

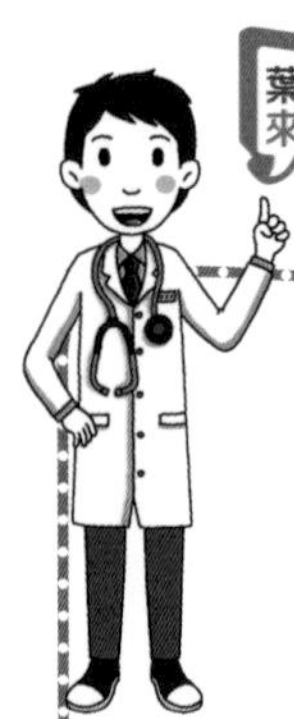

Q 感冒流的鼻涕是綠色還是透明的？

流鼻涕是感冒最常見的症狀。鼻涕主要是由腺體、杯狀細胞、漿細胞所分泌，再混合從微血管滲出來的血漿成分。其中，腺體和打噴嚏一樣都由三叉神經支配，所以我們常在打噴嚏之後感覺有鼻涕，就是來自腺體的分泌。

在感冒的不同時期，這四個主要鼻涕來源所佔的比例都不一樣。在剛開始感冒時，鼻涕主要來自腺體和富含蛋白質的血漿成分，因此呈現透明或白色，常被稱為鼻水。隨著感冒的進展，嗜中性白血球和單核球逐漸聚集，因為它們都含有綠色的骨髓過氧化酵素，所以鼻涕慢慢變成淺綠色或黃色，等到數量更多時，就變成綠色了。

由此可知，鼻涕變黃或綠，主要是因為白血球的參與，並不一定代表有細菌，也不能就此診斷為鼻竇炎。所以不要一看到黃綠鼻涕就吃抗生素，鼻涕一變透明，就任意停用了。這種錯誤的用法，在病毒感染時，會造成抗生素的濫用；在細菌感染時，因為不知道抗生素要用完一個療程，而讓細菌捲土重來，加倍奉還。

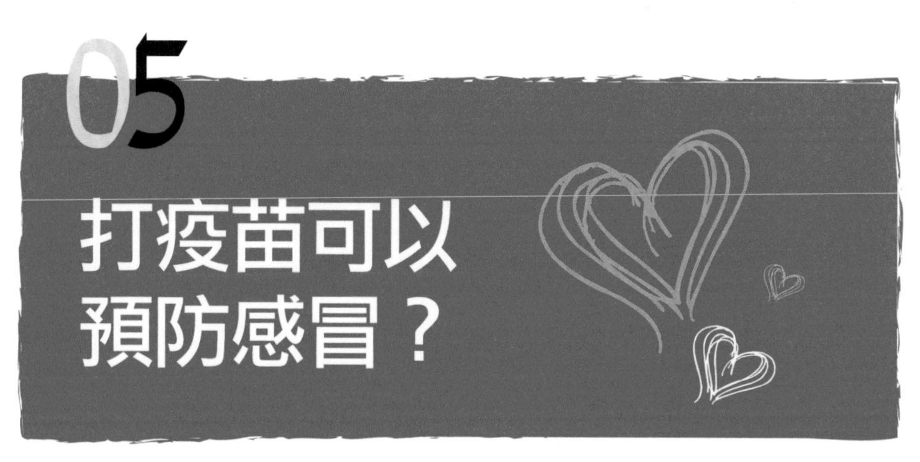

05 打疫苗可以預防感冒？

本節撰文／賴貞吟醫師

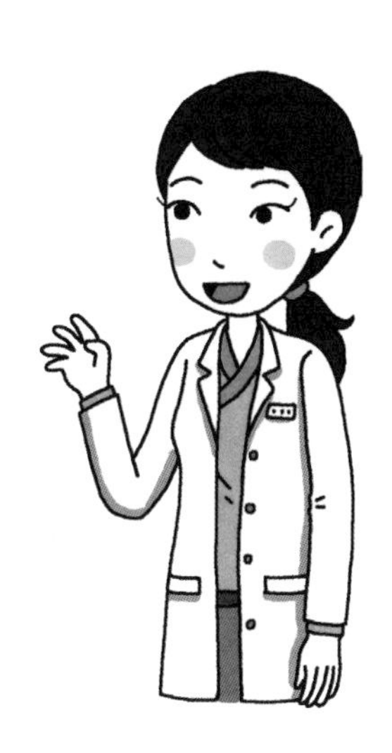

醫師：「樂樂又被幼稚園同學傳染感冒了，扁桃腺又紅又腫。」

樂樂媽：「醫師，樂樂從小都是給你看的，該打的疫苗我都有打，自費的疫苗我也花錢打，怎麼樂樂還是三天兩頭的感冒？」

醫師：「樂樂的媽妳別沮喪……」

常會有焦急的爸媽問：「該打的疫苗我都有打，自費的也打了，怎麼孩子還是常常感冒？」打疫苗真的可以預防感冒嗎？「可以！」但是，流感疫苗「只能」預防流行性感冒，百日咳疫苗「只能」預防百日咳，其他常見會引起感冒的病毒，並沒有疫苗可以預防。

不過，目前可接種的疫苗對於預防感冒的併發症扮演重要的角色。可以被疫苗保護的併發症包括細菌性肺炎、中耳炎、鼻竇炎，還有少見但會致命的腦膜炎與敗血症。之後的篇幅我們會介紹跟感冒和感冒併發症相關的幾個疫苗。

急性期感冒不宜打疫苗

醫師：「怎麼過了應該施打疫苗的時間這麼久才來打疫苗呢」

陳媽媽：「他感冒一直沒好，偶爾還是會咳嗽、流鼻涕，想說等他身體完全恢復再帶來。不是這樣嗎？……」

感冒急性期的確不適合施打疫苗，但是感冒還沒完全好並不是施打疫苗的禁忌。通常不在感冒的急性期施打疫苗不是因為疫苗的效果會打折扣，而是因為會影響對於感冒病情的觀察。舉例而言：1歲的貝貝昨天開始咳嗽，今天來看診時咳地愈發厲害，若在今天看診時施打疫苗，晚上貝貝發燒，醫師很難鑑別診斷寶寶是因為病情惡化或是疫苗反應而發燒。再舉另一例，6個月大的小花，被哥哥傳染感冒已經1週，目前已退燒，食慾活力正常但仍有輕微咳嗽，醫師判斷病程已進入恢復期，此時施打疫苗就沒有問題了。

關於接種疫苗的三大重要觀念

① 早打早保護

當小朋友應該接種疫苗的時間一到，除非正在住院或者發燒，父母應該儘早帶到醫療院所給醫師評估是否可以接種疫苗。尤其是有時間性的疫苗如流感疫苗，應在每年流感流行開始前施打。

② 疫苗不等於金鐘罩，戴口罩勤洗手不能忘

前文的樂樂上幼稚園後總是三天兩頭感冒，讓媽媽疲於奔命。小朋友在學校過與同儕親密互動的群體生活，偏偏感冒相關的病毒又最愛侵犯小孩，大部分的小朋友上幼稚園的前半年到一年間，總是感冒不斷。因為大部分引起感冒的病毒都沒有疫苗可以預防。出入公共場所或親密接觸者如學校同學有感冒症狀時，一定要記得戴口罩、勤洗手。至於感冒常見的次發性細菌感染，主要由肺炎鏈球菌、流感嗜血桿菌、卡他莫拉菌所引起，目前的疫苗可以預防部分的肺炎鏈球菌和流感嗜血桿菌。

③ 自助人助，保護自己也保護別人

打疫苗也可以幫助別人？「沒錯！」接合型肺炎鏈球菌疫苗在美國上市後，除了接種的兒童族群侵襲性肺炎大幅度減少，連沒有接種疫苗的老年人肺炎發生率也明顯下降。肺炎鏈球菌最容易寄生在兒童的呼吸道，當兒童因為施打疫苗有免疫力，身上的帶菌量下降，環境中肺炎鏈球菌量隨之減少，沒有施打疫苗的人不容易接觸到肺炎鏈球菌而生病，這就是所謂的包圍策略。當尚未接種疫苗的

嬰兒其周圍家人對某種細菌／病毒有免疫力，就不會把這個細菌、病毒傳給嬰兒，嬰兒間接地被保護在家人為他築起的防護牆裡。

除了包圍策略，還有一個保護小嬰兒的方法——母愛真偉大！懷孕婦女接種疫苗後產生的抗體會通過臍帶到胎兒身上，這些抗體約可以保護初生嬰兒至 6 個月大。

06 為什麼鼻子常塞住一邊？

小凱今年8歲，哭著走進診間，哽咽到上氣不接下氣，和平常活潑好動的樣子判若兩人。原來他昨天半夜開始頭痛和發高燒，鼻塞嚴重到整個晚上都睡不好。燒好不容易才退，但是一大早又發燒了。醫生檢查鼻黏膜，發現兩側的下鼻甲都非常腫脹，堵住了鼻孔，難怪要張開嘴巴才能呼吸。

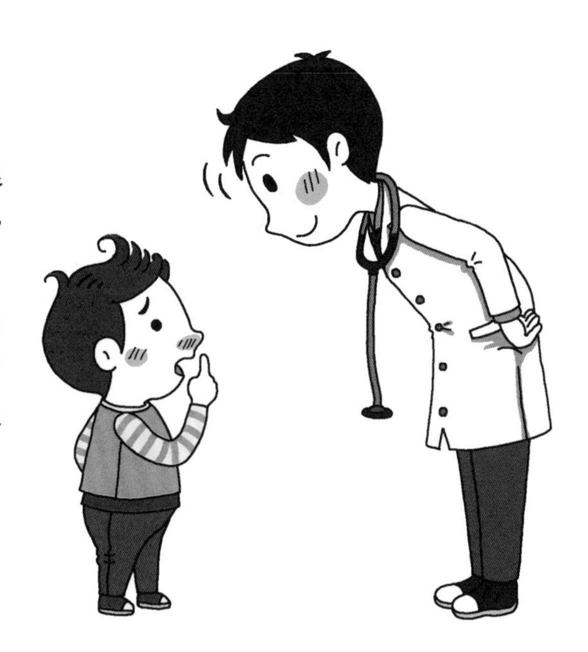

鼻塞最主要的原因，是下鼻甲前端和鼻中膈的部分，在上皮靜脈擴張充血之後，變得腫脹而阻礙氣流的進出。感冒時，常常一邊鼻塞，要靠另一邊呼吸，過一陣子又變成塞另外一邊。其實平常沒感冒的時候，兩側鼻腔內的上皮靜脈，就會以 4-6 個小時為一個循環，輪流收縮與擴張。這種正常的生理現象，稱為鼻循環。側躺時，則靠近床面的那一邊，下鼻甲的上皮靜脈會慢慢擴張。

我們平時不一定能感受到鼻循環所造成的兩側氣流差異，就像封閉六線道的其中一線，對車流影響不大。但如果正在感冒，就像封閉雙線道的其中一線，輪到腫脹的那一邊，就會覺得鼻塞了。更嚴重的是，控制不良的過敏性鼻炎再加上感冒，下鼻甲就可能像軟木塞一樣塞住整個鼻孔，甚至兩邊都不通時，就只能張開嘴巴呼吸了。

上述的鼻塞，是塞住鼻腔的前端，而另一個兒童鼻塞的關鍵，是位於鼻咽部後上壁的腺樣體。如果腺樣體肥大或發炎，會塞住鼻腔的後端。腺樣體不容易診視，要用反射鏡或內視鏡才看得到，平常只能從病史推敲。腺樣體肥大，除了造成呼吸困難之外，還會併發鼻竇炎，也會影響耳咽管的功能而好發中耳炎，甚至因為長期張嘴呼吸，造成臉部外型改變。

腺樣體肥大的情形其實並不少見，在 5-6 歲之間會達到一個高峰，隨著年紀再逐漸變小。像這樣的小孩，晚上睡覺常出現嚴重的打呼，甚至阻塞到暫時停止呼吸。小孩醒來後，自己也許沒什麼印象，反倒是父母聽了一整個晚上，感覺很難過。研究指出，使用含類固醇的鼻噴劑，有助於縮小腺樣體的體積，建議及早治療，否則嚴重的話就只有開刀一途了。

在孩子似懂非懂的年紀，別忘了異物塞入也是鼻塞的可能原因。遇過一個特殊的案例，在燈光昏暗的飛機上，媽媽驚覺小女孩的鼻孔有反光，下飛機後趕緊找醫師，取出塑膠小串珠。原來是小女孩的玩具，不知何時被放進鼻孔裡面了。

要緩解鼻塞，可用口服藥物或洗鼻子的方式。局部作用的類固醇鼻噴劑，適合長期控制，但不適合救急。讓血管收縮的鼻噴劑，雖然作用較快，但不建議小孩使用，大人如果連續使用超過三到五天，反而會產生藥物性鼻炎，造成反彈性的鼻塞。

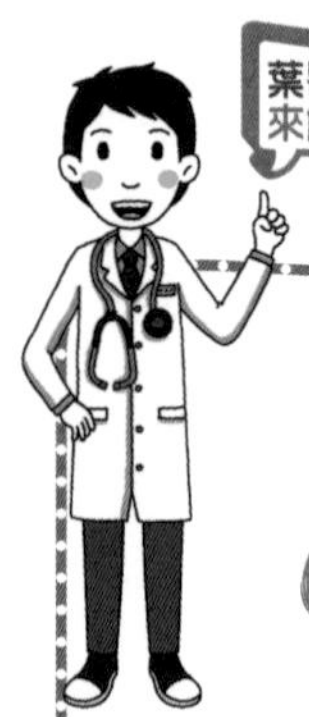

Q 鼻中膈彎曲也會造成鼻塞嗎？

如果長期單側鼻塞，很可能是鼻中膈彎曲造成的。照理來說，應該是鼻中膈突出壓迫到的那邊會覺得鼻塞，但嚴重的患者對長期塞住的那邊早已無感，反而是通暢的那邊，還可以感覺得到鼻循環的收縮與腫脹，才有鼻塞的感覺。

而鼻中膈彎曲又是怎麼來的呢？從出生開始，鼻中膈不管是明顯的外傷或是微小的軟骨骨折，大大小小的傷害都會慢慢累積，在經過青春期的快速發育後，彎曲會變得更明顯。症狀嚴重的話，可以考慮開刀改善。

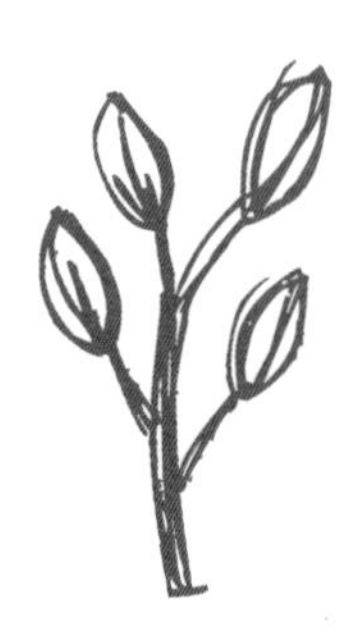

07 為什麼「醫生驚治嗽」？

「醫生啊，你有沒有開給他止咳的藥？」帶孫子來看病的阿嬤，才剛走出診間，又忍不住探頭進來問，深怕自己少講了什麼症狀，或是醫生漏開了什麼藥。醫生連忙回答：「有！有！你放心！」阿嬤聽了點點頭，這才心滿意足地離開。

有咳止咳，聽起來天經地義，但是真有這麼簡單嗎？

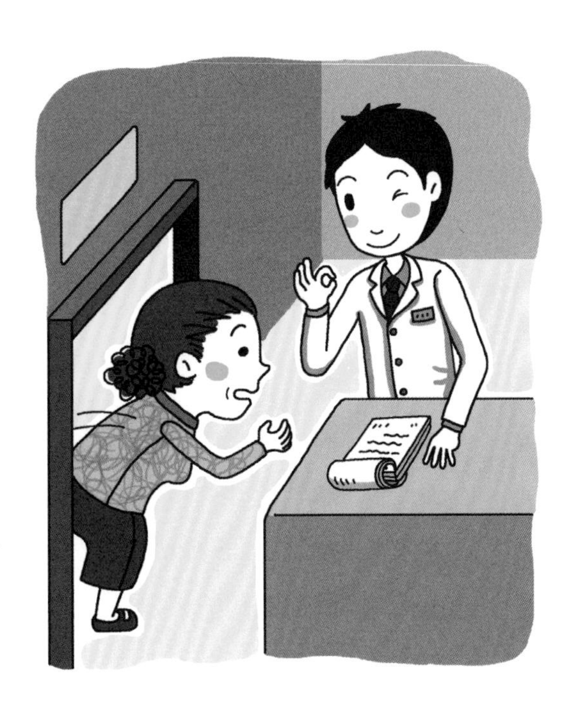

當我們不小心嗆到時，進入氣管的異物會刺激迷走神經，將訊息傳送到延腦。為了爭取時間，延腦不必再等大腦回傳的指令，直接完成咳嗽的動作，用力將異物咳出。這種咳嗽是保護性的反射動作。在生病的時候，如果病菌侵犯下呼吸道，也會產生痰液，這時候可由大腦下令，主動咳嗽以清除痰液。

如果是因痰而起的咳嗽，強力止咳反而會讓該咳出來的痰出不來。我們應該審視一下咳嗽的原因，如果是因為痰很黏稠，以至於咳很多次都還不一定能將痰咳出來，這時候應該用化痰藥來稀釋痰液，讓痰鬆動容易咳出，而不是去降低咳嗽的敏感度。有時吃完藥以後，感覺痰變多，就是這個道理。嬰幼兒常常把痰吞進胃裡，也是另一種排痰的方法，但量多的話可能引起嘔吐。

有些咳嗽則是可以適度止咳的。像感冒剛開始的時候，還沒真的有痰，只是因為喉嚨發炎而覺得喉嚨癢，想咳嗽，這時候用止咳藥就無可厚非了。咳嗽也可能是因為對外界刺激特別敏感，例如遇到冷空氣。有些咳嗽則是會影響到生活作息，例如咳嗽時肚子太用力而咳到吐，或是晚上咳到睡不著、越咳越敏感而越想咳，這些情況都可以適時用點止咳藥。

有些咳嗽要從問題的根本治療起。例如氣喘，很多人顧名思義，以為一定要到呼吸急促或是吸不到空氣的情況才叫氣喘。其實很多氣喘，在初期都是先以夜咳來表現，尤其容易在天氣突然轉涼時發生。劇烈運動也可能誘發氣喘而咳嗽。氣喘的咳嗽，在急性期可以用支氣管擴張劑，嚴重時則要用口服類固醇，若真的喘不過氣來，就要立即送急診了。

不僅如此，呼吸道以外的因素也會引起咳嗽。胃食道逆流時，食道的迷走神經會將受到的刺激傳至延腦，送達的位置和控制咳嗽的區域很接近，可能因此引發咳嗽。外耳道的後下壁也有迷走神經的分支，所以有些人在挖耳朵的時候也會想咳嗽，甚至外耳道的異物，例如耳垢，也會引起咳嗽。還有妥瑞氏症，除了眨眼睛、聳肩膀、搖搖頭之外，也會有聲語型的表現，其中也包括像清喉嚨般的咳嗽。

台灣俗諺說：「醫生驚治嗽，土水驚抓漏。」是因為咳嗽不容易診斷，原因可能不只一個，需要詳盡的病史與仔細的聽診才能辨別清楚。如果不管三七二十一就用強力的止咳藥，就像掩耳盜鈴，雖然暫時止咳，看起來很有成效，但實際的問題並沒有解決。有些感染會嚴重破壞呼吸道的上皮組織，就算診斷和治療都對了，但在感染過後還是會一直咳，要三到八周才會好。難怪醫生一聽到患者還在咳嗽，就又要開始煩惱了！

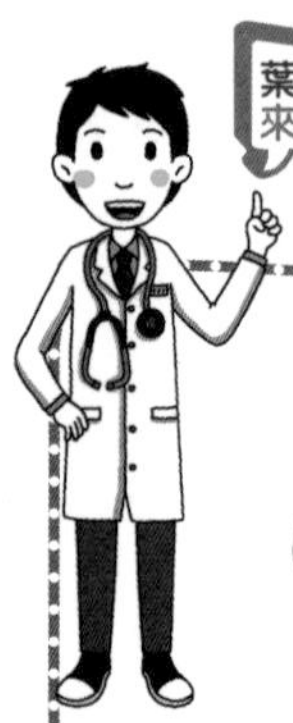

Q 鼻涕倒流會引起咳嗽嗎？

鼻涕倒流跟腸胃型感冒一樣，是家長琅琅上口的診斷，但鼻涕倒流是否就會造成咳嗽？其實一直存在著爭議。首先在定義上，鼻涕倒流是醫生看到才算有？還是只要患者感覺有就有？也沒有一定的共識。

我在幾年前曾有一次感冒，每次只要一感覺鼻涕倒流，就會想咳嗽。但在印象中，最近的感冒也只有那一次有這樣的情形。目前的想法是，雖然鼻涕倒流可能引起咳嗽，但就算發現鼻涕倒流，還是要檢查其他咳嗽的原因，才不會掛一漏萬。

08

喉嚨痛，又是扁桃腺發炎惹的禍！？

「醫生，他扁桃腺有沒有發炎？」丁丁爸從一進診間，就急著想知道。「嗯，是有一點點紅！」語畢，隨手把壓舌板丟進紅色垃圾桶裡。丁丁聽了以後，驕傲地抬頭對爸爸說：「你看吧！我就說一定又是扁桃腺發炎！」

看診結束，醫生向爸爸解釋共開了哪幾種藥物，爸爸疑惑地問：「不是說扁桃腺發炎嗎？怎麼沒有開扁桃腺發炎的藥？」

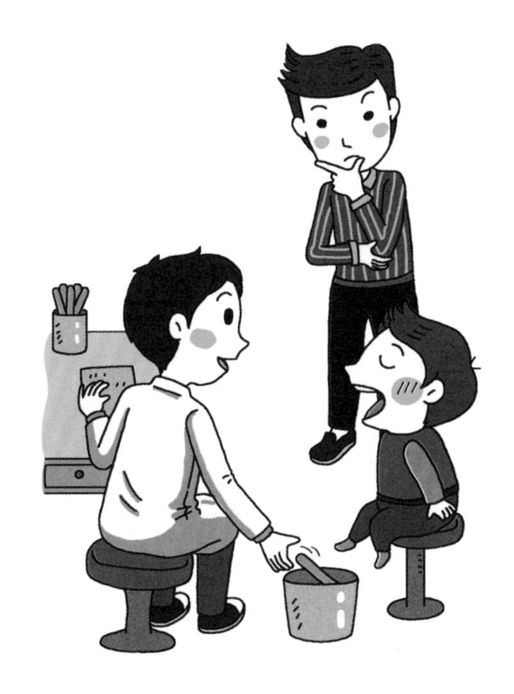

類似這樣的對話，在門診經常出現。扁桃腺看起來好像老是會出問題，但其實它並非省油的燈。扁桃腺的正式名稱叫做「顎扁桃體」，與腺樣體、舌扁桃體、耳咽管附近的淋巴組織、及散布於後咽柱及咽後壁等其他部位的淋巴組織，一起環繞著鼻腔和口腔進入喉嚨的關卡，共同建立「魏氏環」。一旦有病菌試圖穿越魏氏環，會立即發出警報，比對敵人的身分，若是累犯，則派出經驗老到的部隊，加速度圍剿。如果是新面孔或偽裝過的病菌，可能就要一番苦戰了。

病毒方面，鼻病毒、腺病毒、呼吸道融合病毒、流感病毒、副流感病毒，都可能造成喉嚨發炎或扁桃腺腫大，腸病毒甚至還會造成潰瘍。EB 病毒（Epstein-Barr **病毒，又稱為人類疱疹病毒第四型**）更是會捲起千堆雪，在扁桃腺上堆砌濃濃的滲出物。

細菌方面，則是以 A 族鏈球菌最常見，可能產生風濕熱或腎絲球腎炎等併發症，必須使用十天的抗生素，不可不慎。扁桃腺在四到十歲之間的功能最活躍，體積也最大，很多小孩就算沒生病，平時也有大大的扁桃腺，在青春期之後才會慢慢變小。

喉嚨癢常是感冒的第一個症狀，接著可能變成喉嚨痛，一般不會持續太久。患者有時也會抱怨耳朵痛，如果檢查耳朵沒有問題，可能只是喉嚨痛的轉移。因為舌咽神經同時在扁桃腺和中耳都有分支，因此扁桃腺發炎有時反而感覺到的是耳朵痛，讓人誤以為耳朵有問題。

反過來說，感冒不一定都要有喉嚨痛，喉嚨和扁桃腺有沒有紅，也是程度上的問題。例如呼吸道融合病毒可以先流鼻涕再咳嗽，不一定要有明顯的喉嚨發炎或喉嚨痛。因此感冒時如果喉嚨沒有紅也不奇怪，這時候是從別的症狀來判斷有沒有感冒。

回到案例上丁丁爸最後的問題，有沒有針對扁桃腺發炎開的藥呢？嚴格來說，除了 A 族鏈球菌必須使用抗生素之外，其他病毒造成的扁桃腺發炎並沒有特效藥，也不必使用抗生素，以症狀治療為主。如果沒有喉嚨痛，也並不一定要開消炎止痛藥去治療喉嚨發炎這個現象。

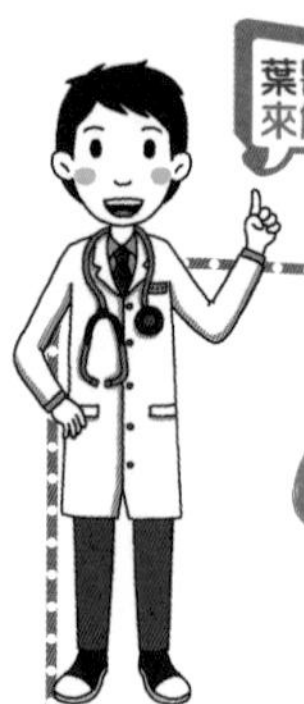

Q 為什麼感冒時胃口不好？

喉嚨痛在吞嚥時會更明顯，可能因此不想吃東西。也有越來越多的研究支持，在人類演化過程中，沒胃口是對抗感染的機轉之一。可以想像在遠古時代，如果感冒了在洞穴裡休息到一半，肚子突然咕嚕咕嚕叫了來，不得不拖著疲憊的身軀去打獵，那是多麼折騰人的一件事情啊！

感冒時如果不想吃東西，就可以省下外出覓食所需要的時間與體力，讓身體專心對抗感染。而且少吃一點東西，病菌也較不易從食物中獲得養分。因此小朋友感冒沒胃口時，只要不嚴重到脫水或低血糖，爸媽都不用太擔心，這是對抗病菌的策略之一。更不用在這時候大補特補，因為病菌正對著食物虎視眈眈呢！

09 感冒一定要看醫生嗎？

小萱11歲，因為咳嗽、鼻塞、流鼻涕而來看醫生，就像稀鬆平常的感冒。然而聽診時，醫生發現她心跳速度超快，仔細測量，每分鐘108下。每一次心臟跳動的力道，都像要把聽診器推開一樣。移開聽診器，隔著衣服就可以看到心臟撲通撲通地跳動，就像我們平常形容的「心臟都快要跳出來」。

這是心臟病嗎？

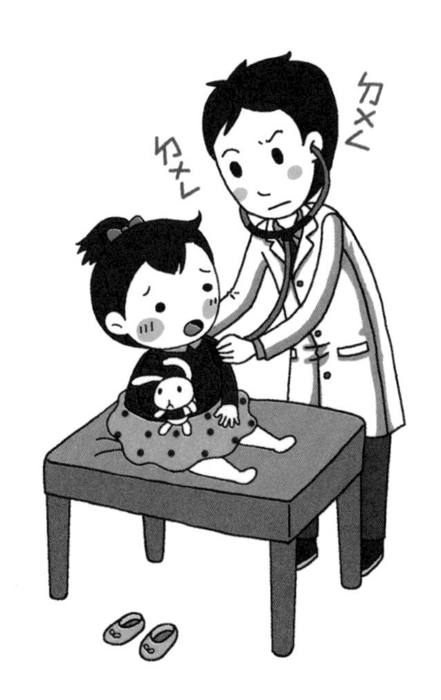

案例中的小萱身材偏瘦，媽媽說她一直都吃不胖。種種跡象，讓我開始懷疑她有甲狀腺機能亢進，媽媽也才猛然想起，小萱的爸爸在年輕時，曾因為甲狀腺機能亢進而接受治療，還有他們住在國外的那段時間，可能不小心吃了太多含碘的食物。再仔細一瞧，小萱沒有高度近視，但從側面看起來，眼球卻比一般人突出，於是安排甲狀腺機能亢進的抽血檢驗。

幾天後報告出爐，「游離甲狀腺素」超過正常值上限的四倍，證實小萱有甲狀腺機能亢進的情形。雖然腦下垂腺也意識到有過多的游離甲狀腺素，進行負回饋控制，幾乎不再分泌「促甲狀腺激素」來刺激甲狀腺了，但是甲狀腺仍然繼續埋頭苦幹，拼命製造甲狀腺素。這個案例最特別的是，在她第一次看診之後，媽媽想到小萱的雙胞胎姊妹也有類似表現，於是也帶來抽血，同時被診斷出有甲狀腺機能亢進。

從這個一箭雙鵰的例子，可以知道「醫生親自診察」的重要性。雖然一開始只是來看感冒，但望、聞、問、切的過程中，就像進行小小的健康檢查。小萱對她心跳的問題早已習以為常，如果是透過電話或網路諮詢醫生，可能根本不會列在症狀的描述裡。咳嗽、鼻塞、流鼻涕，這些症狀透過文字或言語表達，看起來平凡無奇，但也可能潛藏氣喘、鼻竇炎、中耳炎等疾病，要經過醫生親自診察才能排除。

很多人都會在網路上問：「我咳嗽、流鼻涕，一定要看醫生嗎？」每次聽完都覺得很矛盾，因為當我認真思考這些症狀需不需要看醫生時，腦子已經自動切換到「醫生模式」，開始列出所有疾病的可能性，掃瞄有哪些地方沒被注意到。在一問一答之間，其實就像是在問診了。而且無論如何，少了身體檢查的步驟，還是可能漏掉關鍵的部分，實在沒辦法光憑這些資訊就大聲說患者是沒問題的。這也是用電話或網路諮詢最大的盲點。

感冒或許不用看醫生，但在看醫生之前，你確定這一切只是感冒而已嗎？

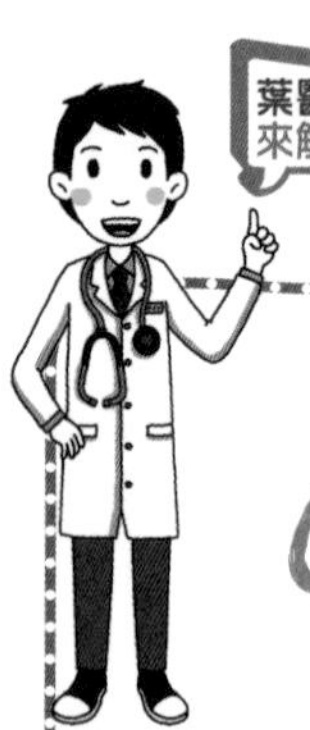

Q 上了高中後，還能看小兒科嗎？

幾年前輪派到兒科的急診，聽到門外有人竊竊私語：「我已經這麼大了，還要看小兒科喔？」不久，一個男高中生走進來，低著頭經過哭聲此起彼落的急診觀察室，侷促不安地坐下。等到聽診器上掛著一隻無尾熊的醫生開始問診，男高中生才回過神來。不過也不是每個人看小兒科都會這麼尷尬，最近有位媽媽感冒，坐定位後，才發現掛的是小兒科，她靈光一閃說：「我是被小孩傳染的，所以來看小兒科也對呀！」

兒科的範圍涵蓋零到 18 歲，所以高中生看兒科其實是很正常。大人如果和小孩同時感冒，一起看兒科也無妨。很多基層兒科醫師甚至也看成人慢性病，就看願不願再學習兒科以外的知識。

另外，兒科還可以分成很多「次專科」，例如小孩肚子痛，應該看兒科或小兒腸胃科，而不是大人的腸胃內科。小孩生病，除非很確定只是單一器官的問題，否則一般還是建議先看兒科醫師，先作整體的評估，有需要再轉介其他科別。例如 EB 病毒在初期，眼睛可能會水腫，這時候若只看眼睛，也很難看出個所以然。

10 感冒不吃藥會不會好？

有次參加廣播節目，當時禽流感的新聞正熱，主持人在開播前私下問我說：「聽說你們醫生自己感冒都不吃藥，讓它自己好？」這讓我回想到10幾年前，當時還沒有血汗醫院這個名詞。有一次值班，結果我自己發著高燒，窩在棉被裡畏寒發抖，但是一接到護理站的電話，還是要立刻跳起來處理患者的問題。當處理患者的發燒時，說不定醫生自己的體溫還比患者高。

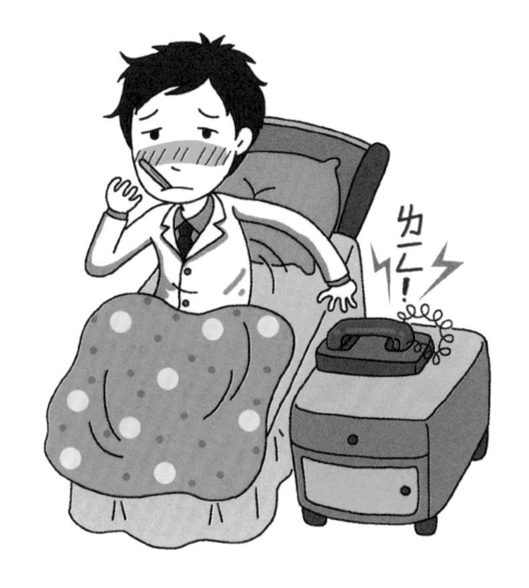

感冒一定要吃藥嗎？就我自己而言，可以多休息就多休息，可以多睡覺就多睡覺，記得補充水分，如果不餓的話就少吃點東西。但如果症狀嚴重，例如發高燒、頭痛、肌肉痠痛、嚴重鼻塞、有痰咳不出來等等，還是會吃藥。另一種情況則是為了保持一定的精神與體能，例如必須看診或值班，就算身體還不到那麼不舒服的地步，也會選擇吃藥以利於工作的進行。

不過別忘了，我是大人，而且是醫生，能隨時掌控自己的症狀。在患者回家後，醫生唯一能掌握的，就是囑咐按時吃藥，除非未來會有雲端照護系統，可以讓醫生監控。兒科醫師開的感冒藥，大多只是緩解症狀，不至於將症狀完全掩蓋，在下一次回診時，可藉由對藥物的反應來判斷疾病的嚴重度。如果按時吃藥但症狀一直沒有改善，就會特別注意併發症。如果不按時吃藥，而且症狀也沒改善，那就不容易判斷是因為病情惡化？或只是純粹沒吃藥的關係了。

換個角度來看，如果病情有改善，小孩也沒有多大的不舒服，而且確定只是一般的感冒，沒有併發症也沒有過敏體質，那麼不吃藥也是一種選擇。但是如果症狀持續太久或逐漸惡化，卻因為擔心藥物的副作用而不敢用藥，就未免太因噎廢食了。別忘了，藥物存在的目的，還是取決於它的「正」作用，如果副作用真的那麼大，就算沒被禁用，醫生也不會愛開。

其實對西醫來說，西藥的成分可以清清楚楚列出來，反而比較好控制。一般大眾對西藥存有許多誤解，因而產生太多無謂的恐懼。例如藥物由肝臟代謝，可能被解讀成傷肝；藥物由腎臟代謝，可能被解讀成傷腎；國外標示「非醫師處方不得使用於兒童」，到國內就被解讀成「不得使用於兒童」了。最怕的是有人因為不想吃藥而不去看醫生，每次都要硬撐到快不行才就診。其實不吃藥和不看醫生是兩回事，如果醫生許可，看醫生也不一定就要吃藥。

那一年在值班時發燒的故事還沒講完，現在推測當時應該是得了流感，而克流感在那時還是新藥，因此也沒機會使用。值完班後，自己乖乖去掛學長的門診，研判併發細菌感染，於是按時吃完抗生素的療程。總而言之，自然會好的感冒不一定要吃藥，但如果感冒很不舒服或一直沒有好，就別再撐了。若是有一定時間療程的藥，像是克流感或抗生素，就算症狀減輕了，還是得按時服用完畢。

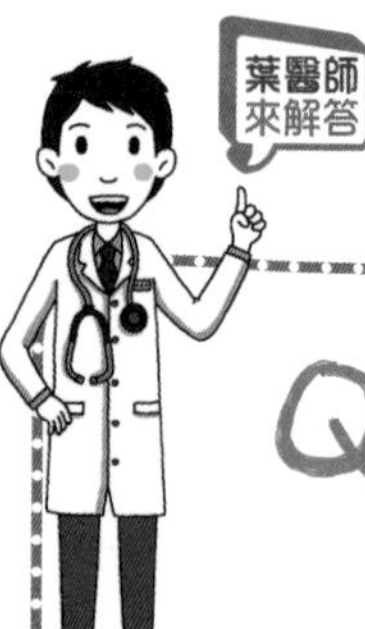

Q 感冒藥一定有效嗎？會不會有副作用？

關於感冒藥的副作用和效用的研究，對象大多是廣義的感冒，使用的可能是綜合感冒藥，而且越小的小孩越沒辦法完整且清楚地表達出症狀的變化，因此有太多不可控制的變數，所以才會有感冒藥對感冒症狀沒有幫助的結論。這類研究主要的目的是提醒家長不要亂買成藥給小孩吃，因為萬一過量還是可能會有副作用。

另一種情況是，針對某一個症狀，1000 個人吃了同樣的藥以後，有 200 個人變嚴重，有 200 個人有改善，統計分數的結果是此藥無效。但在實際上，對有改善的這兩百人來說，這藥其實是有效的。如果我們有能力再進一步分辨哪些人吃了這個藥會改善，而且不會產生副作用，那麼這個藥還是有它治療的價值，只是要看用在什麼患者身上。

國內看病很方便，而且不像國外那麼貴。如果醫師能將疾病再細分成不同種類，按照每個人的體質開立適當的藥物，再依患者的反應來調整，這樣的用藥效果，會比不管什麼感冒都吃一樣的藥物要來得好。醫師的診察就像是車子的方向盤，藥物就像是引擎，如果方向對的話，早晚會到達目的地，如果方向錯的話，再怎麼催油門都到不了。

11

流感和類流感有什麼不同？

●●●

仔仔發燒了，仔仔爸爸和媽媽一起帶著仔仔來看醫生，仔仔爸覺得小朋友是流感，仔仔媽卻認為是類流感，兩個人在診間爭論不休。

到底是流感還是類流感？這兩者要怎麼分呢？

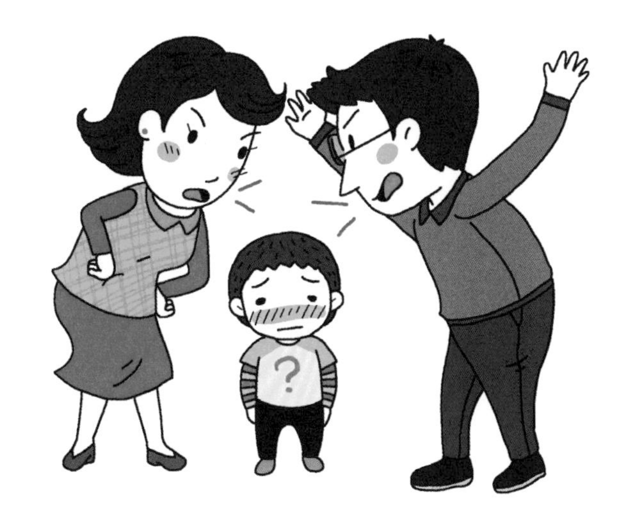

流感、類流感、克流感，就像繞口令一樣，常常讓民眾聽得一頭霧水。流感有兩種意義，一種是指流感病毒本身，一種是指感染了流感病毒之後所產生的症狀。類流感要怎麼認定呢？參考疾病管制署的資料，必須完全符合以下三個要件：

1. 突然發病，有發燒（耳溫 38 ≧℃）及呼吸道症狀
2. 具有肌肉痠痛、頭痛、極度倦怠感其中一種症狀者
3. 需先排除單純性流鼻水、扁桃腺炎與支氣管炎等因素

類流感的「類」指的是類似「嚴重的流感症狀」，病原體大多數是流感病毒，但也可能是其他病毒。反過來說，如果今天得到的是流感病毒，但並沒有發燒，就不能說是類流感，因為並沒有類似「嚴重的流感症狀」。

克流感，顧名思義，是能「克」服流感病毒的口服藥物，就像用抗生素來消滅細菌一樣，還有另一種對抗流感病毒的藥物是「瑞樂沙」，為一種吸入劑。

什麼時候需要做流感的快速篩檢呢？快篩很快，可以在 30 分鐘內得到結果，但缺點是平均的敏感度約只有七成，也就是說，在流感患者當中，約三成的快篩結果不會顯現出陽性，也稱作「偽陰性」。其實，七成的敏感度也並非不能突破，就我個人在流感盛行

季節的經驗，先排除掉明顯是其他疾病的患者之後，如果能從鼻腔中採取足夠的檢體（**必要時多採幾次**），而且是在第一次發燒後的24-48 小時之間做快篩，可以大幅提高快篩的敏感度，10 次快篩可能只有一兩次是陰性。

實際看診時，如果醫生已經很有把握可以從臨床上判斷是流感，就不一定要做快篩，否則萬一出現偽陰性，反而無所適從。快篩最適合用在患者的症狀模稜兩可時，可以幫助醫生決定要不要用克流感。另外也可以區分是流感 A 型或 B 型，一般 B 型流感對克流感的反應比較慢，退燒所需的時間約比 A 型多一天。較準確的流感病毒培養，則要花上好幾天的時間才能有報告。等到報告出來時，也早已超過使用克流感的黃金時間了，因此只有大醫院會做，一般診所不會做這樣的檢查。

什麼時候要使用克流感呢？理論上，感染了流感病毒並且達到類流感嚴重度的患者，才需要使用抗流感藥物。但是上述的檢驗技術還沒辦法既快又準，因此在流感流行期間，也要仰賴醫師專業的判斷，有時不必經過快篩，就可以直接用克流感治療類流感的患者，以掌握治療的時效，減輕患者的症狀，也減緩病毒傳播的速度。

接下來在書的第二部分，我們從病人的角度來看疾病，就像類流感一樣，第三部分則是從病原體的角度來看，就像流感病毒一樣。這兩部份會有許多重疊，如同兩盞來自不同方向的投射燈，可以減少死角，讓我們看得更加清楚。

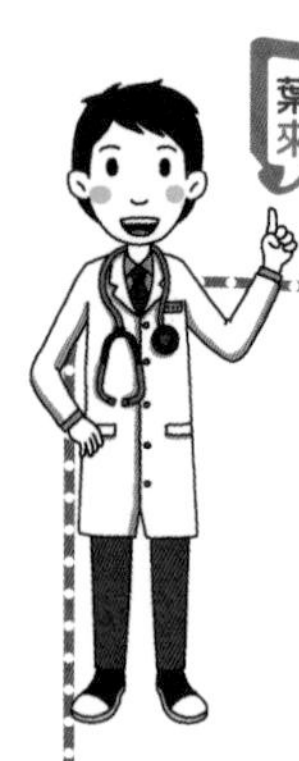

Q 現在流行什麼？

看診時，家長常常會問「現在流行什麼？」或「這就是現在流行的嗎？」雖然是簡單的問題，但其實牽涉到複雜的生物統計學，包括疾病盛行率、檢查的敏感度和特異度、陽性預測值等等。用射擊遊戲來比喻，假設你是百發百中的神槍手，敏感度和特異性就是辨別壞人和好人的準確度。敏感度越高，壞人出現越難逃被打中的命運。特異性越高，好人出現越不容易被誤擊。盛行率則是壞人佔所有人數的比例。陽性預測值是每次射擊，打中壞人的機率。

假設敏感度和特異性不變，壞人的比例上升（**盛行率上升**），那麼每次射擊打中壞人的機率也會上升（**陽性預測值上升**）。套用在醫療上，如果現在流感正在流行（**盛行率上升**），那麼醫師依照症狀診斷為類流感時，實際上真正感染到流感病毒的機率也上升（**陽性預測值上升**）。家裡如果同時有兩個以上的類流感患者，其中一人的流感快篩是陽性，那麼其他人是流感的可能性也上升，就不一定要再作快篩了。因此傳染病的流行資訊，對醫生來說也很重要。

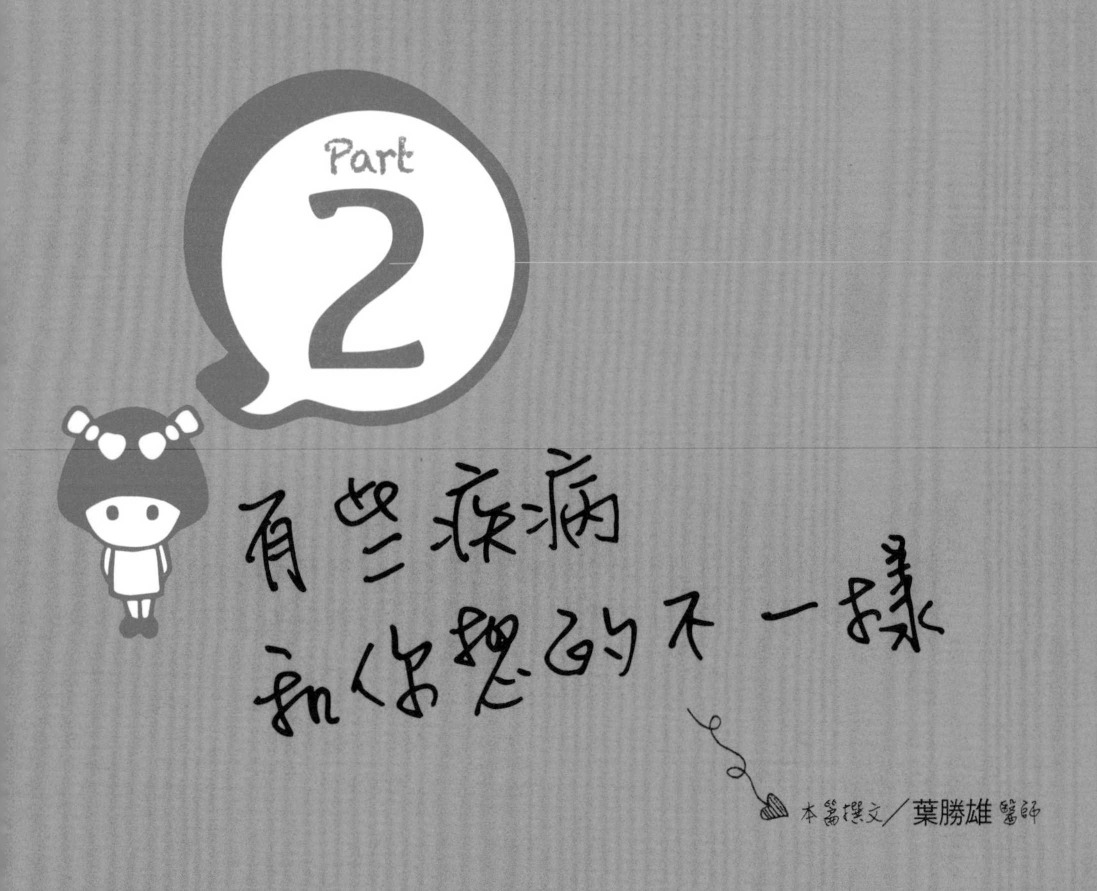

小朋友不管是在幼稚園還是小學階段，甚至到國、高中，父母常會覺得自己的小孩身體不好，一天到晚常跑醫院。其實這是因為小朋友還在發育，抵抗力和身體機能的確都還在發展中，所以比起大人更容易生病。

這個章節都是兒科門診常見的呼吸道和腸胃道感染疾病，讓新手父母，甚至是老手父母，能充分了解和應對。

感冒與非典型感冒

感冒可以分成狹義的感冒和廣義的感冒。在探討感冒相關議題時，最重要的是先要確定談的是狹義的感冒或是廣義的感冒，否則很可能各執一詞，到最後原來是雞同鴨講，其實誰都沒有錯。

廣義的感冒，幾乎包括了所有呼吸道的傳染疾病，其中比較嚴重的可能會被形容為重感冒、非典型感冒，甚至連病毒性腸胃炎也會被拉進來稱為腸胃型感冒，可見得大家多愛用感冒這個診斷。

狹義的感冒，我習慣就稱作「感冒」，有時為了讓家長更容易區分，也順便說明嚴重的程度，則會強調是「一般」感冒或是「普通」感冒。「感冒」的正式名稱是鼻咽炎，是上呼吸道感染的一種，第一天通常先喉嚨癢或喉嚨痛，第二天開始流鼻涕或鼻塞，結束前可能會有 2-3 天的黃鼻涕，約三分之一的人會咳嗽。嬰幼兒在感冒的前 3 天，可能每隔 4-6 個小時會有反覆的發燒，大人則不太會發燒。鼻咽炎具有自限性，只要沒併發症，大多自然會好。

雖然感冒不可怕，但是熟悉感冒的病程卻很重要。知道哪些症狀是感冒常見的，感冒時可以減少無謂的擔心；知道哪些症狀是少見或不該出現的，對併發症或其他比感冒更嚴重的病，才能提早有所警覺。為了強調後者的重要性，將它們統稱為「非典型」感冒，並列出三大警訊、三種類型、以及治療的三大方針。2-2 起，再一一介紹個別的疾病。

非典型感冒的三大警訊

① **發燒太久**：發燒超過 3 天，或者感冒的中後期又突然發燒。

② **病程太長**：咳嗽或流鼻涕超過 10 天，黃綠膿鼻涕超過 3 天。

③ **病情嚴重**：症狀超過感冒的嚴重度，例如咳不停、咳聲像狗吠、會喘、一整天都很多痰、發燒超過 39-40℃。

非典型感冒的三種類型

① **季節相關**：感冒一整年都有，夏天以外都是高峰期。流感和哮吼好發於秋、冬兩季，輪狀病毒在冬天常見、A 族鏈球菌則集中在冬天和春天，這些疾病都有可能在某一段時間突然爆發。

② **併發症**：感冒常只是生病的一個開端，就像城門被打開一樣，如果免疫力應接不暇，細菌或病毒就可能長驅直入。鼻竇炎、中耳炎、肺炎等等，都可能是感冒的併發症。

③ **過敏體質**：每天早上打噴嚏流鼻水，或者每天夜咳，這些都要懷疑有過敏性鼻炎或氣喘。有過敏體質的人，在感冒的時候還是會繼續過敏，並且讓感冒更加嚴重。

非典型感冒的三大治療方針

① **釜底抽薪**：非典型感冒不是有咳止咳就好，就像要讓一鍋熱湯停止沸騰，最好的方法是抽掉鍋底的柴火。如果是過敏，就要做好環境的控制或給予適當的藥物治療，如果是細菌感染，則要使用適當的抗生素。

② **病程追蹤**：嚴重或複雜的病情，常需要兩次以上的診察，才有辦法知道初步的治療是否有成效，並預測病情發展的趨勢，以及決定是否需要調整治療。

③ **完整療程**：最忌諱的是不分青紅皂白就使用抗生素，不該用的時候用，該用的時候反而用得不夠徹底。使用抗生素，一定要先知道為什麼要吃抗生素？要吃多久？要用就要用完一個療程，如果中途停止，殘留下來的細菌都經過抗生素的洗禮，就像在培養勇敢的菌種一樣，萬一這些細菌再度坐大，就不像原先那麼好對付了！

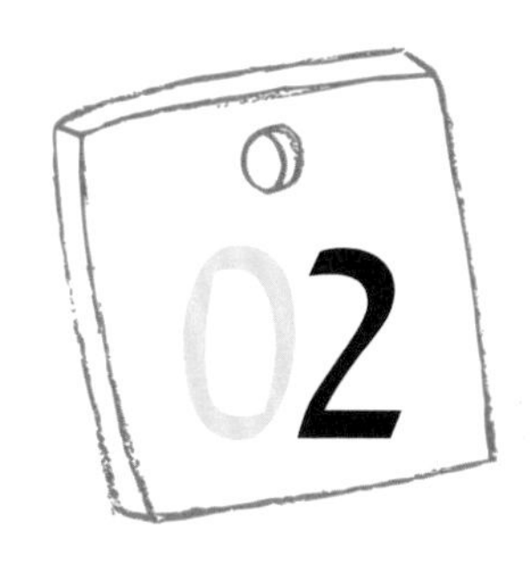

口腔潰瘍相關疾病

大人常說的「嘴破」，正式的名稱是口瘡，小孩子也可能會有。但要注意，如果手掌腳掌有紅疹，可能是手足口症；若潰瘍集中在懸壅垂與軟顎之間，可能是咽峽炎；如果牙齦突然腫脹、出血、有臭味，且並非口腔清潔不好所引起，則可能是齒齦口腔炎。另一個要談的是鵝口瘡，名字和口瘡很接近，是念珠菌感染所引起，好發於6個月內的嬰兒。

認識腸病毒（手足口症、咽峽炎）

病原體	腸病毒，60幾種以上
威脅性	少數會演變成重症，例如：心肌炎、腦膜炎、腦炎
特色	手足口症的潰瘍散布於口腔，咽峽炎則集中於懸壅垂與軟顎之間
檢驗檢查	一般門診從外觀就能判定，實驗室檢查則依設備而定
治療方式	大部分在門診症狀治療即可，嚴重者須住院
注意事項	小心重症的前兆，5歲以下是高危險群

腸病毒是家長聞之色變的疾病，一方面是怕重症，一方面是要開始煩惱不能上學的問題。大部分的腸病毒並不難診斷，尤其是大家耳熟能詳的手足口症。若小孩能合作張開嘴巴，也不難發現咽峽炎。腸病毒一般發燒不超過3天，對小孩最常見的影響是食慾減低。如果食慾真的太差，1歲以上的小朋友，有時醫師會允許吃冰淇淋，暫時為熱量的來源。少數幾乎完全吃不下的，只好打點滴治療了。

腸病毒最讓人擔心的，是佔極少數的重症患者，5歲以下皆為高危險群。病情可能瞬息萬變，因此要特別注意重症的前兆，包括：

- **持續發燒、嗜睡、意識不清、活力不佳、手腳無力**
- **肌抽躍（無故驚嚇或突然間全身肌肉收縮）**
- **持續嘔吐**
- **呼吸急促或心跳加快**

如有這些前兆，請盡快至醫院就醫。雖然大部分的腸病毒感染都會自己痊癒，不過腸病毒共有60幾種，同一個季節裡得到2次腸病毒的狀況，並不少見。因此就算得過腸病毒，還是要小心防範。

疱疹性齒齦口腔炎

病原體	單純疱疹病毒第一型為主，第二型偶爾可見
威脅性	對新生兒及免疫不全者有致命危險
特色	口腔潰瘍、牙齦腫脹出血、有股血腥的臭味
檢驗檢查	由外觀判定
治療方式	症狀治療。嚴重者可於3天內使用抗病毒藥物
注意事項	勿讓病童吃手，否則可能移轉到手上變成疱疹性指頭疽

疱疹性齒齦口腔炎一開始容易和咽峽炎混淆，隨著潰瘍越來越多，可以發現咽峽炎的潰瘍多在口腔後半部，疱疹性齒齦口腔炎的潰瘍則多在前半部。它的特色是會侵犯牙齦，除了發炎紅腫之外，只要輕輕一碰就會出血，因而有一股血腥的臭味。在少數情況下，真的很難和咽峽炎區分，曾遇過一個住院患者，既像咽峽炎又像疱疹性齒齦口腔炎，最後病毒培養報告出來，證實同時感染這兩種病毒，也難怪大家分不出來了。

一般患者只需要症狀治療，嚴重者可於3天內使用抗病毒藥物。在照顧上，進食是最大的問題，有時不得不住院打點滴，以補充熱量和水分。要小心病毒會隨著唾液傳播，如果流口水，在嘴角周圍也會長水泡；如果吃手，病毒可能移轉到手上，變成疱疹性指頭疽。

其實大部分小孩得到單純疱疹病毒第一型後，並不會有明顯的症狀，但還是會潛伏在人體裡面。當免疫力較差或常熬夜時，單純疱疹病毒就會伺機而動，復發造成唇疱疹，多見於嘴唇邊緣。這時候的病毒傳染力很強，大人若復發唇疱疹，要特別注意不要傳染給小孩。

鵝口瘡

病原體	念珠菌
威脅性	影響食慾
特色	口腔黏膜上的白點，強力去除可能導致出血
檢驗檢查	外觀要與奶垢作區別
治療方式	局部抗黴菌藥物
注意事項	6 個月大以上若還有鵝口瘡，要小心免疫力的問題

鵝口瘡分布在口腔內和嘴唇上，因為外觀白白的，常被誤認為奶垢。辨別的方法是用棉花棒或紗布巾擦擦看，奶垢的話可以輕易去除，鵝口瘡的話要用力刮才會掉，而且刮掉後常造成輕微的出血。有經驗的醫師不一定要每個患者都實際刮刮看，大部分從外觀和分布就可以辨別。

念珠菌在一般人的口腔中很常見，免疫力正常的話，念珠菌是沒辦法落地生根的。6 個月內的嬰兒，免疫力相對較弱，如果一整天都沒有好好清潔口腔，念珠菌會吸附在口腔黏膜或嘴唇上，越長越多。鵝口瘡會影響寶寶的食慾，千萬不要以為只是單純的厭奶，因為鵝口瘡是可以治療的。最常用的藥物是抗黴菌的懸浮液，可以沾在棉花棒或紗布巾上，塗抹於患部，一天塗 4 次，至少使用 7 天。塗藥後的半個小時內，盡量不要進食。

預防鵝口瘡的方法，最重要的還是加強口腔清潔，好好消毒奶嘴，或直接汰換掉老舊的奶嘴。另外要注意，媽媽的乳頭如果也感染念珠菌，就必須和寶寶一起治療，才不會一直交叉感染。

03 咽炎與扁桃腺炎

我們常說喉嚨痛，但這裡說的喉嚨，指的是解剖學構造上的「咽」這個部位。咽是位於鼻子、口腔、和喉頭後面的通道，由上而下可再分成鼻咽、口咽、和喉咽。喉咽往下分成食道和空氣的出入口，這裡由會厭負責把關，避免吞嚥時食物誤入氣管。

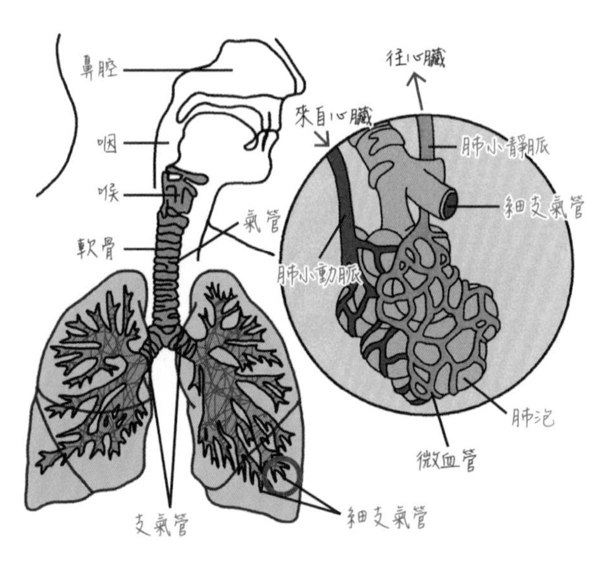

呼吸系統剖面

吸氣時，空氣由喉頭進入，依序經過氣管、支氣管、細支氣管（**又稱小支氣管**），最後抵達肺泡，在這裡和微血管進行氧氣和二氧化碳的交換，吐氣時則反之。

因此，咽炎才是喉

嚨發炎的正式名稱。在一般人認知裡，感冒和喉嚨發炎幾乎是畫上等號的。不過感冒時，喉嚨不一定要發炎得很厲害，反過來說，如果喉嚨痛超過兩天，常常不是一般感冒，可能是特別喜歡攻擊喉嚨和扁桃腺的病原體。

之前我們提過「魏氏環」，在檢查喉嚨的時候，扁桃腺、後咽柱、咽後壁都是觀察的重點。因此，如果可以的話，盡量讓小孩配合醫師使用壓舌板，病灶才能一覽無遺。大部分的小孩若只靠自己張開嘴巴或發出「啊」的聲音，頂多只能看到軟顎及懸壅垂，只有極少數能完整露出扁桃腺及咽後壁。

與咽炎相關的疾病裡，玫瑰疹的喉嚨癥兆很有特色，會出現永山斑，下面就先帶大家認識玫瑰疹。

玫瑰疹

病原體	人類疱疹病毒第6型、第7型
威脅性	高燒，小心熱性痙攣，極少數會造成腦炎或腦膜炎
特色	可能會有點感冒症狀及輕微腹瀉，除發燒以外的症狀通常都不太嚴重
檢驗檢查	通常是為了排除其他疾病，例如驗尿排除泌尿道感染
治療方式	症狀治療
注意事項	退燒後1天左右，有四分之三的寶寶會長玫瑰疹

玫瑰疹是種特別的疾病，好發在6個月大到2歲之間，在出疹子之前，並不容易診斷出來。會放在這裡討論，是因為在病程中的某幾天，緊鄰懸壅垂根部兩側的軟顎交接處，會紅的特別集中，比懸壅垂還要紅很多。這最早是由一位日本醫師所提出的，並以他的名字命名為永山斑，但後來大家各自的描述都不太一樣，大概就是所謂的「只能意會，不能言傳」。

依日本的研究，有四分之一的小孩得到人類疱疹病毒第6型之後，並不會出疹子。因此即使看到永山斑，也不一定會出玫瑰疹。醫生另一個可以比家屬更早知道是玫瑰疹的機會，是看到身上細微的疹子。一開始的疹子非常小，就像用紅色原子筆輕輕在皮膚上點一下而已，因此要很注意看才看得出來。醫生因為有懷疑，所以會看得特別仔細。

常有人問，為什麼會長第二次玫瑰疹呢？一個原因是其中一次並不是真的玫瑰疹，有時候只是自己覺得像，但沒有讓醫師確診。另一個原因，是先後感染了人類疱疹病毒第6型和第7型，這兩種病毒都會造成玫瑰疹。玫瑰疹除了顏色像玫瑰之外，幾顆疹子互相交疊在一起，也像玫瑰花瓣。總之，疹子長出來後，醫生和父母都能鬆一口氣了！

下列要另外介紹三種可能會在扁桃腺看到滲出物的病毒及細菌，因為同一個病在不同時期會有不同的變化，有時候看病的時機也攸關於能不能確實診斷出來。

一、腺病毒

病原體	腺病毒
威脅性	可能高燒 5-7 天
特色	會透過游泳池的水傳染，有些會合併結膜紅、扁桃腺白色滲出物等症狀
檢驗檢查	喉嚨病毒培養，但通常不需要
治療方式	針對症狀治療，尤其是退燒
注意事項	少數有肺炎腦炎的併發症

腺病毒也可同時造成結膜發炎，又稱咽結膜熱，常是用來診斷的依據。但如果眼睛比喉嚨還要嚴重的話，建議同時看眼科，因為有些腺病毒更加針對眼睛，會造成嚴重的流行性角膜結膜炎。腺病毒偶爾也會造成類似咽峽炎的潰瘍，除非做病毒培養，否則光看潰瘍的部分，很難斷定是由誰引起的。

腺病毒常發燒很久，有時候連最後一次發燒都還是飆到很高，要注意兩次發燒中間的活動力是否正常，以及呼吸是否受到影響，因為少數腺病毒可能造成肺炎或腦炎。

二、EB 病毒（Epstein-Barr 病毒，又稱為人類疱疹病毒第四型）

病原體	Epstein-Barr 病毒，簡稱 EB 病毒
威脅性	噬血症候群，罕見但可能致命，不可不慎
特色	發燒天數長，扁桃腺厚重分泌物、疲倦、紅疹、頸部淋巴結腫大、肝脾腫大
檢驗檢查	初步從白血球分類判斷，進一步用免疫球蛋白 IgM、IgG、抗原來確認
治療方式	症狀治療，必要時使用類固醇
注意事項	注意呼吸是否暢通、身體有無不明原因出血點或瘀青

EB 病毒主要透過口水傳染，在國外又稱為「親吻病」。在台灣，大多數人在孩童時期就曾感染，只是大多沒有出現嚴重的症狀。一旦形成感染性單核球增多症，扁桃腺就會特別腫大，嚴重者甚至會影響呼吸的順暢。

扁桃腺的滲出物可以多到幾乎要蓋滿，而且是厚厚的一層，若在這個時候檢查喉嚨，就很容易診斷出來，但若等這些滲出物慢慢化開來，樣子就不容易和其他疾病區分了。

有些人在患病初期，眼睛周圍會浮腫，這可當作診斷的參考。在上顎的口腔黏膜，也可能出現連成片狀的出血點。在後期，則可能在皮膚出現紅疹。嚴重的 EB 病毒感染，會高燒不退、肝功能指數上升、肝脾腫大等等。最危險的是噬血症候群，組織球會吞噬掉自己的紅血球、白血球、血小板，造成貧血、血小板過低等症狀。

三、A族鏈球菌

病原體	A族鏈球菌
威脅性	可能有心臟和腎臟的併發症
特色	軟顎上有出血點、脖子淋巴結腫大、猩紅熱，好發於冬天和春天
檢驗檢查	快速抗原檢查較快、喉嚨細菌培養較準
治療方式	須用10天抗生素治療
注意事項	抗生素治療1天後才可以上學

A族鏈球菌的主要威脅並不在咽喉，因為它所造成的咽喉炎，就算不用抗生素治療也會自己好，只是比較慢而已。要注意的反而是併發症，其中以風濕熱最有名，雖然目前在台灣已經少有新案例，但是難保哪一天不會捲土重來。預防風濕熱最好的方法，是完成10天的抗生素療程。

在台灣較常見的併發症是腎絲球腎炎，因為就算用了抗生素，還是有可能在咽喉炎的一到兩周後發生。症狀包括血尿、少尿、水腫、血壓升高等。所幸經過適當治療後，大多數在兩個月內可康復。但是接下來兩年內，顯微鏡檢查仍可在尿液中看到過多的紅血球。

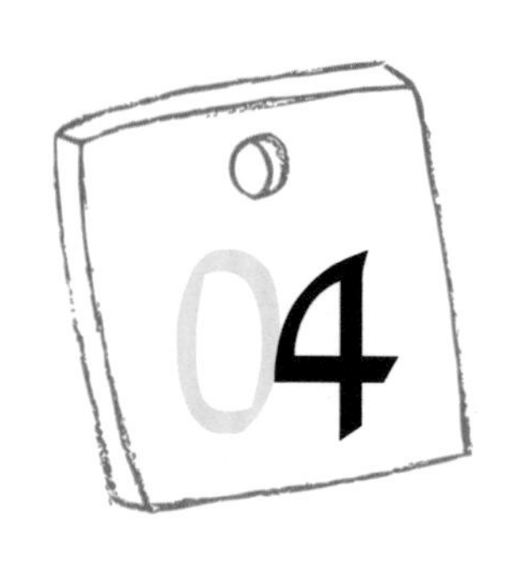

04 哮吼與急性細支氣管炎

看診的過程中，如果少了聽診的步驟，就不算完整的兒科身體檢查。接下來要討論的是和聽診有關的疾病，包括可能聽到喘鳴音的哮吼，還有可能聽到哮喘音、爆裂音的細支氣管炎。這些聲音都要用聽診器才能在初期就聽得清楚，否則一開始的表現可能和感冒無異。不管在任何時候，如果有呼吸急促、鼻翼搧動（吸氣時鼻孔擴大）、胸骨上凹陷、肋間凹陷、胸骨下凹陷、肋下凹陷、發紺（唇色發紫）等呼吸窘迫的情形，都要趕快到醫院就醫。

哮吼

病原體	副流感病毒約佔四分之三，其他為流感病毒、腺病毒、呼吸道融合病毒等等
威脅性	氣道阻塞導致呼吸困難
特色	狗吠式咳嗽
檢驗檢查	要排除其他更嚴重的疾病時，才需要照X光
治療方式	較嚴重者使用類固醇或腎上腺素，必要時住院治療
注意事項	要和進展較快的急性會厭炎作區別

哮吼常見於1-2歲之間的幼童，很少超過5歲還會哮吼。哮吼一年四季都會有，在秋末冬初是發病的高峰期，而春末夏初也可能出現一個小波段。症狀一開始像感冒，過了1-3天後，才出現典型像狗吠般的咳嗽聲，在夜間最為嚴重，若是哭鬧也會讓症狀加劇。咳嗽聲音像狗吠的原因，是因為聲帶發炎讓通過聲帶的氣流阻力變大，所以咳嗽時會發出宏亮的聲音。常常患者還在候診區等待，一咳嗽，診間的醫生聽到的同時就完成診斷了。較輕微的病童，也可能只以聲音沙啞來表現；較嚴重的病童，則可在吸氣時，不用聽診器就聽得到喘鳴音。

治療上，症狀較輕微的患者，只需症狀治療即可。較嚴重的，可在門診使用單次的類固醇，以口服、肌肉注射、或吸入的方式給予；在急診可吸入霧化後的腎上腺素，每間隔20分鐘可再重複使用多次，用完要密切觀察2-3小時。使用類固醇之後，咳嗽的聲音會比較鬆一點，咳嗽次數也會減少，藥效持續約一天。哮吼本身即有輕微復發的特性，在藥效過後症狀可能會重現，但不會像一開始那麼嚴重，整個病情約在一個禮拜之內結束。

要額外提醒的是急性會厭炎，和哮吼一樣屬於「急性發炎性上氣道阻塞」，但比哮吼嚴重多了。急性會厭炎是醫療上的急症，必須立即到醫院治療，使用抗生素，並用插管或氣切等方式建立人工的呼吸通道，否則很快就會進展到呼吸道阻塞。患者典型的姿勢是張嘴呼吸、下巴上抬、坐著身體前傾、並用雙手協助支撐上半身的重量。患者因為吞嚥困難，會一直流口水。最常見的致病菌是 B 型嗜血桿菌，疫苗已經包含在滿 2 個月大開始打的五合一疫苗裡，希望能再進一步降低疾病的發生率。

急性細支氣管炎

病原體	呼吸道融合病毒佔了半數以上，還有副流感病毒、腺病毒等等
威脅性	喘、血氧過低、呼吸中止
特色	好發於嬰幼兒，鼻水多、痰液多
檢驗檢查	臨床診斷為主，住院患者可進行痰液的呼吸道融合病毒抗原檢測
治療方式	支持療法，睡氧氣帳，拒絕進食時用點滴補充營養及水分
注意事項	注意胸骨上凹陷、肋間凹陷、肋下凹陷等現象，代表呼吸非常費力

急性細支氣管炎常見於 2 歲之前的嬰幼兒。嬰幼兒細支氣管的管徑本來就比大人小，因此只要稍微一點水腫或堆積黏液，氣流就會增加許多阻力。細支氣管的管徑在吐氣時會進一步壓縮，因此容易在吐氣時塌陷，造成氣吐不出去，但吸氣時空氣仍然進得來，肺部就像是不斷在充氣的氣球一樣，被吹得飽飽的。等到細支氣管進展到完全阻塞時，空氣出不去也進不來，而等到這些氣體陸續被肺

部吸收後，反而造成肺部塌陷。

家屬的主訴是咳嗽很嚴重、痰多、打噴嚏、一直流鼻水、發燒等等。如果呼吸速率開始加快而且變得費力，甚至會影響進食。大多數急性細支氣管炎的寶寶都可以在家照顧，只是病程較久，可能會拖到兩個禮拜。如果是喘得厲害或進食不佳的寶寶，可以住院睡氧氣帳，讓護士幫忙抽痰，先讓呼吸不那麼費力，才能好好進食。

在家要不要幫急性細支氣管炎的寶寶拍痰呢？在住院時大多會拍痰，但也有研究質疑拍痰的實質效果。折衷的建議是可以拍，但是如果小孩邊拍邊哭，越哭就會越不舒服，那就不如不要拍，或者請專業的人來執行，才能利大於弊。

拍痰要選在兩餐中間，太接近進食的時間可能會吐，一次約拍 15 分鐘左右。最基礎的拍痰動作，是讓寶寶趴在枕頭上，枕頭放在床上或大人的大腿。大人將手掌拱起，掌心包覆著空氣，拍在寶寶兩側肩胛骨連線的中間。手掌拱起拍痰比較不會痛，震動的效果也比較好，如不確定自己的動作是否確實，也可以用大小適中的

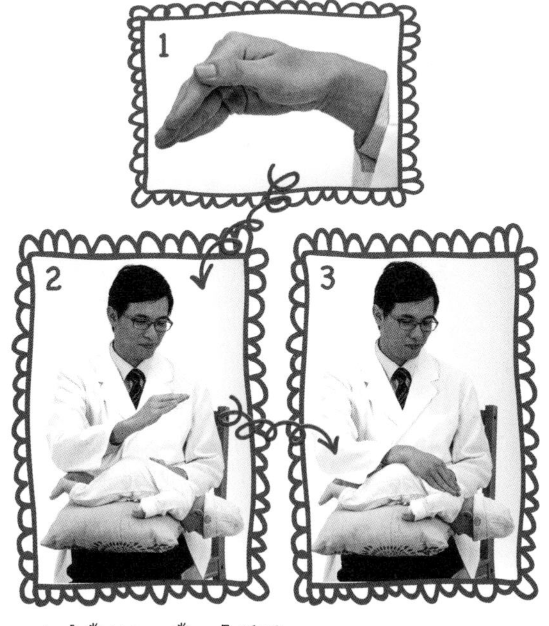

1. 手掌拱起，掌心呈杯狀
2. 瞄準背後中線位置拍痰
3. 力道能達震動效果即可

「拍痰杯」，避免拍到小孩會痛。完整的拍痰動作還包括各個肺葉的姿勢引流，但醫護人員才比較能做得到。拍痰拍得好，其實也有安撫的作用，有的寶寶還會舒服到睡著呢！

預防急性細支氣管炎，可以從出生前就做起。例如懷孕的時候不要抽菸、出生後哺餵母乳、平常不要到人潮太擁擠的環境、盡量不要和生病的人接觸等等。有時同一種病毒，感染大人也許只是造成小感冒，但傳染給小孩就可能變得非常嚴重，所以要特別小心。像是呼吸道融合病毒，除了經由飛沫傳染之外，也可以在人的手上存活半個小時，再透過接觸傳染。因此就算自己沒生病，回家後還是記得要先徹底洗手再跟寶寶玩喔！

05 急性支氣管炎與肺炎

介紹完主要好發於2歲以下的哮吼和急性細支氣管炎之後，接著我們來看不管在2歲前後，都會造成嚴重咳嗽的疾病。第一是以病毒感染為主的急性支氣管炎，第二是病毒、細菌、和黴漿菌都可能造成的肺炎，這些疾病一定就要用抗生素嗎？有黃色的痰就代表是細菌感染嗎？讓我們一起來解答吧。

急性支氣管炎

病原體	通常為病毒所引起，例如流感病毒
威脅性	本身為自限性疾病，重點在於與其他疾病作區分，尤其是肺炎
特色	以咳嗽為主要症狀，常在感冒之後發生
檢驗檢查	聽診可能聽到粗糙的呼吸音、爆裂音、哮喘音
治療方式	適度的症狀治療
注意事項	勿使用成藥，以免過度止咳、反讓痰不易咳出

典型的小兒急性支氣管炎，是從感冒症狀先開始，約 3-4 天後開始咳嗽，接著痰慢慢變多。如果小朋友不會咳痰，而把痰吞進胃裡，可能會引發嘔吐。大一點的小孩可能會覺得胸痛，尤其是在咳嗽的時候特別明顯。這時候若出現黃痰，代表白血球已經抵達前線作戰，不一定是有細菌才會出現這樣的顏色，不要單憑出現黃痰就使用抗生素。約一星期後，痰慢慢變淡，咳嗽也漸漸改善，病程總共約兩週，較少超過三個禮拜。

肺炎

病原體	病毒、細菌、黴漿菌等等
威脅性	低血氧、肺膿瘍、肋膜積液、膿胸
特色	呼吸喘、嚴重咳、發高燒
檢驗檢查	胸腔 X 光，及其他針對病原體的個別檢查
治療方式	細菌性肺炎須使用抗生素，較嚴重的黴漿菌肺炎也建議使用抗生素
注意事項	嬰幼兒症狀不典型，下葉肺炎也可能以腹痛表現

病毒性肺炎好發於 2-3 歲之間，以流感病毒和呼吸道融合病毒佔最大宗，另外還有副流感病毒和腺病毒等等。前幾天可能只像一般的感冒，但一旦進展成病毒性肺炎後，呼吸道受影響的範圍就變

得十分廣泛，而且呼吸道上皮會遭到破壞，不僅可能導致血氧濃度降低，也塑造了有利於細菌生長的環境。以至於在病毒性肺炎的患者當中，有將近三成會合併細菌感染。

細菌性肺炎的元兇，可能原本就駐紮在呼吸道，再趁亂蔓延到肺部，也可能是經由血液直接抵達肺部。細菌較會集中侵犯某一肺葉，在胸腔 X 光上，有時可看到受感染的肺葉與未受感染的肺葉之間清楚的界線。細菌性肺炎較會有強烈畏寒和隨之而來的高燒，大一點的小孩可能會抱怨胸痛，尤其是在咳嗽的時候。細菌若侵犯肺部下葉，也可能以肚子痛來表現。嬰幼兒除了呼吸費力之外，也可能有腸胃不適或腹脹。相關併發症有肺膿瘍、肋膜積液、膿胸等。

在肺炎鏈球菌的疫苗普及之後，兒童細菌性肺炎發生率大大降低。但細菌也不是省油的燈，在 7 價疫苗的時代，雖然這 7 種血清型的肺炎鏈球菌減少許多，但這 7 種以外的血清型，例如 19A，反而在這場疫苗與細菌的戰役中悄悄崛起。只好趕緊再研發 10 價、13 價的疫苗來因應，填補這些漏洞。

黴漿菌可能像細菌性肺炎一樣來勢洶洶，也可能以久咳不癒來表現。一般門診患者不必抽血檢查，嚴重到要住院的患者，有時要抽兩次血才能確定診斷。黴漿菌肺炎有一個很特別的地方，胸腔 X 光的表現常常和聽診所預期的結果不一樣，這個特色反而可以用來當作診斷黴漿菌感染的依據之一。在使用適當的抗生素之後，病情常有戲劇化的改善。

介紹完這三種類型的肺炎之後，我們再回到一開始的診斷上，其實並不是那麼容易一下子就和其他呼吸道疾病區分。在高度懷疑是肺炎時，第一步可以做的是照胸腔 X 光，若是大葉性肺炎以上的嚴重度就很容易判讀。若只是接近支氣管肺炎的等級，要同時考慮臨床症狀是否相符，不能光靠一張 X 光就判斷是不是肺炎。

很少患者在症狀一出現時就已經是肺炎了。如果是第一天發燒或咳嗽，除非用聽診器聽到明顯的呼吸音異常，否則沒必要急著照胸腔 X 光。曾在急診遇到一個剛發病的小孩，因為聽到不該在肺部周圍出現的支氣管音，照 X 光後發現肺部有實質化的病變。但是像這樣的案例並不多，而且也不排除已經發病一陣子了，只是現在才引起家長的注意。

哪些患者應該住院呢？6 個月以下的嬰兒、不只侵犯一個肺葉、毒性病容、中度以上的呼吸窘迫、脫水、需要使用氧氣、沒辦法吃口服藥、門診治療無效等等，這些情況都會建議住院。在門診治療的患者，返家後則要隨時注意病情是否惡化。目前可用來預防肺炎的疫苗，包括肺炎鏈球菌疫苗、流感疫苗、和五合一疫苗的 B 型嗜血桿菌。肺炎鏈球菌疫苗建議滿 2 個月後就可以開始打，因為越小的小孩越需要保護。

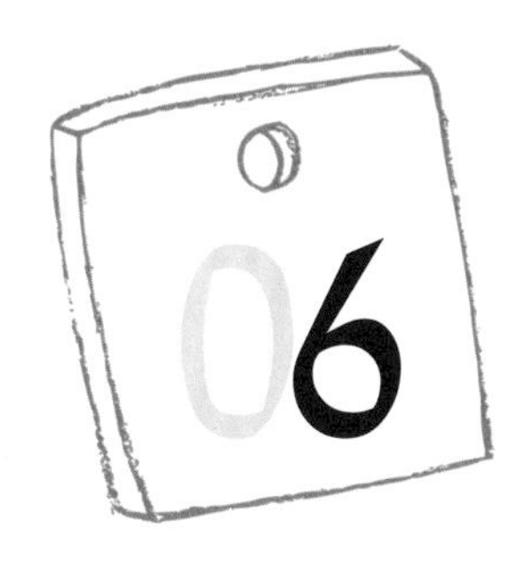

06 急性細菌性鼻竇炎

鼻竇黏膜和鼻腔黏膜是相連在一起的，空氣也相通。感冒時如果併發肺炎鏈球菌、嗜血桿菌、卡他莫拉菌等細菌的感染，就可能引發急性細菌性鼻竇炎。鼻竇炎的發生率常被高估，也常被低估。高估的情形是一有黃鼻涕就診斷是鼻竇炎，但其實黃鼻涕也可能是感冒後期的自然現象之一。被低估的原因是鼻竇炎並不像中耳炎或喉嚨發炎一樣，用看的就看得出來，要詳細詢問病史，尤其是注意症狀出現的先後順序，才能揪出這個毛病。

鼻竇炎

病原體	肺炎鏈球菌、嗜血桿菌、卡他莫拉菌，病毒也會引起
威脅性	細菌可能擴散到眼窩或顱內
特色	像感冒症狀一直沒好，或感冒快好了又突然變嚴重，也可能突然發高燒
檢驗檢查	病史加上身體檢查為主，X光不能分辨是細菌或病毒引起
治療方式	視情況選擇觀察3天，或用抗生素治療10天
注意事項	黃鼻涕不一定是鼻竇炎，不要一出現黃鼻涕就吃抗生素

鼻竇炎不只有一種類型，依照美國兒科醫學會於 2013 年發表的「急性細菌性鼻竇炎的診斷與治療指引」，1-18 歲兒童的鼻竇炎依照臨床表現可分成下列三型：

- **夜長夢多型：鼻水、鼻涕、日間的咳嗽，超過 10 天未改善。**
- **捲土重來型：感冒症狀稍微好轉後，原有的症狀又再度惡化，或者出現本來沒有的症狀，例如鼻水或鼻涕、日間咳嗽、發燒。**
- **來勢洶洶型：黃綠膿鼻涕連續出現 3 天以上，再加上 39℃ 以上的高燒。**

符合這三種類型的症狀時，還是要經過醫生檢查，才能確定是鼻竇炎。例如夜長夢多型也可能是過敏性鼻炎或氣喘；捲土重來型也可能是再度感冒或有支氣管炎、肺炎等其他的感冒併發症；來勢洶洶型也可能是感冒快好時，又得到流感或有中耳炎等併發症。介紹這三種分類，是希望大家不要因為出現黃鼻涕就診斷為鼻竇炎，如果哪一型都不像，很可能只是感冒後期的症狀而已。

兒童跟大人比起來，比較不會因為鼻竇炎而喊頭痛或臉部疼痛。但可以輕輕按壓前額或顴骨，如果額竇或上頜竇有鼻竇炎，小孩可能就會有痛的感覺。但是這樣的檢查，考量到小孩的表達能力，但並不一定全然可信，當左右兩邊只有一邊會痛，或是治療前會痛、治療後不會痛的時候，較具有參考價值。至於 X 光，因為一般感冒在 X 光上也可能出現異常，因此只有在懷疑鼻竇炎擴散到眼窩或顱內時，才須注射顯影劑作斷層掃描或核磁共振來進一步確認。

在治療上，夜長夢多型的患者不一定要使用抗生素，可以選擇先症狀治療 3 天。如果 3 天後症狀還是沒有緩解，再考慮使用抗生素。捲土重來和來勢洶洶型，則建議一開始就先用抗生素治療，兒童至少要治療 10 天。抗生素的治療效果通常在 3 天內顯現，如果超過 3 天未改善，則要考慮加強藥物。擴散到眼窩或顱內的情形比較少見，但任何時候的急遽惡化，都要特別小心。

07 急性中耳炎

在小兒急診室，半夜常遇到耳朵突然劇痛的小孩被爸媽帶來，這種情況八九不離十，通常是急性中耳炎引起的。拿起耳鏡檢查，往往可以看到被米黃色液體撐起的腫脹鼓膜，外加蔓延在上面的鮮紅色血管，急性中耳炎的診斷到這裡就可以確立了。我們常說患者是醫生最好的老師，急性中耳炎的圖像就這樣一次又一次烙印在兒科醫師的腦海裡了。

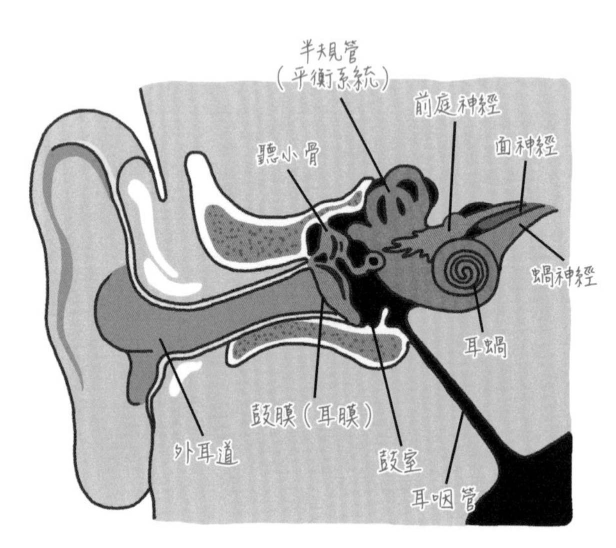

耳朵的構造圖

中耳炎

病原體	肺炎鏈球菌、嗜血桿菌、卡他莫拉菌等，病毒站在輔助的角色
威脅性	聽力喪失、乳突炎、膽脂瘤
特色	耳朵痛，常發生在半夜
檢驗檢查	用耳鏡檢查
治療方式	視情況用抗生素治療
注意事項	嬰幼兒不會喊痛，可能會以躁動、吃不好、睡不好、拉耳朵、不明原因發燒來表現

中耳炎大多發生在感冒之後，會突然耳朵痛、發燒、耳朵脹、或聽不太到聲音。嬰幼兒因為還不太會表達耳朵痛或脹的感覺，可能以躁動、吃不好、睡不好、拉耳朵來表現。中耳炎在形態上可分兩種，一種是急性中耳炎，又稱化膿性中耳炎，一種是中耳炎合併積液，兩者可以交叉出現，共同點是都有中耳積液。

兩歲以前是中耳炎的高危險群，一直到學齡前都還不少見。原因是嬰幼兒比較不會刻意用吞口水等動作，去收縮顎帆張肌來打開耳咽管開口，加上常感冒、腺樣體容易肥大，因此耳咽管的開口容易阻塞。中耳的鼓室一旦少了耳咽管適度地與外界換氣，會漸漸充滿積液。而且嬰幼兒時期的耳咽管較短，也較為水平，因此細菌容易從鼻腔經過耳咽管進入中耳，造成中耳炎。年紀越小就得過中耳炎的小朋友，以後也越容易再復發。

如果是單純的鼓膜紅，不一定就是細菌造成的中耳炎，可能只是較為充血，或是哭鬧所造成。急性中耳炎使用抗生素的對象，視年齡和嚴重度而定，6 個月以下有懷疑就可用；6 個月到 2 歲之間，確診就要用；2 歲以上較嚴重的要立即用，較輕微的可以過幾天再追蹤。要注意的是併發症，例如顳骨的乳突炎、自外耳道長進中耳的膽脂瘤等，也有可能會影響到腦部。

在台灣因為細菌抗藥性嚴重，所以常需要用到高劑量的抗生素、或是加上不怕細菌抗藥性的成分、或是改用第二線以上的抗生素。一般抗生素療程為 10 天以上，例外的情況是年紀較大、症狀較輕微、且改善較快的患者，療程可以縮短至 3-5 天，因為他們可能本來就不需要抗生素。

如果抗生素效果不彰、嚴重疼痛、或是有併發症等等，可請耳鼻喉科醫師執行鼓膜穿刺或切開術，讓膿排出。若中耳炎經常反覆發作，亦可同時置放通氣管以提供換氣的功能。通氣管可預防中耳炎，若不幸中耳炎再度發作，也可以用來排膿，或者提供一個管道可以直接用耳滴劑來做局部的治療。

相反的，大部分的中耳炎合併積液不必使用抗生素治療，但還是要持續追蹤。積液可能持續很久，若超過 3 個月，建議檢查聽力受影響的程度。聽力受損可能會影響語言的學習，此時也可考慮置放通氣管以協助復原。

要如何避免中耳炎呢？哺育母乳、打肺炎鏈球菌疫苗、打流感疫苗，都是好方法。而且要避免二手菸，等孩子大一點再送托兒所，盡量少參加太多小孩的聚會。做好感冒的預防，也可以同時減少發生中耳炎的機會。治療上則要和醫師密切配合，才能將中耳炎對中耳和內耳的傷害降到最低。

腸胃型感冒？還是病毒性腸胃炎

大家常常說：我得了腸胃型感冒。到底有沒有腸胃型感冒呢？其實腸胃型感冒不是很正式的醫學用語，只是用來形容患者同時有呼吸道和腸胃道的症狀，對醫生來說，是很籠統的一個診斷。有一陣子很想改掉大家這個用語，結果家屬還是常常在一開始就問說，這次是不是腸胃型感冒？或是在我很認真地說出，這是「感冒合併腸胃道症狀」後，半信半疑地問說：「那，這樣是不是腸胃型感冒？」

我想，如果再堅持說沒有腸胃型感冒，家屬心裡可能會納悶，這個醫生怎麼連腸胃型感冒都不會診斷？所以後來決定和這個名詞和平相處，視情況再幫患者加上適當註解，讓醫病之間的溝通更順暢。舉例來說，當家屬擔心小孩感冒拉肚子，是不是有什麼大病時，如果回答：「因為是腸胃型感冒。」家屬就放心多了，比任何解釋都還要有效。話說回來，很多事情都是約定俗成，也許哪一天腸胃型感冒變成正式醫學用語也說不定！在這裡將腸胃型感冒分成三型，這樣大家聽起來才易懂。

腸胃型感冒A型（呼吸道感染加上腸胃症狀）

病毒造成的呼吸道感染，常會合併一些腸胃道的症狀，其實並不奇怪。以流感為例，有二分之一的人會拉肚子，也有四分之一的人會吐。如果只是拉 1-2 次，而且不是大量的水便，通常沒什麼大礙。這時候的吐也可能是劇烈咳嗽所造成的，因為咳嗽的時候肚子也會用力。還不會吐痰的嬰幼兒，痰只能往肚子裡吞，吐的時候再一起跟著吐出來。

腸胃型感冒B型（腸胃炎加上呼吸道症狀）

病原體	輪狀病毒
威脅性	水瀉嚴重者可能導致脫水
特色	有 2-4 成在腹瀉前會有咳嗽或流鼻涕的前驅症狀
檢驗檢查	住院患者可檢查糞便中的輪狀病毒抗原
治療方式	補充水分及電解質
注意事項	有口服疫苗可預防

最有名的例子是輪狀病毒，會先有感冒的前驅症狀，再來才是拉肚子。這其實不難理解，因為病從口入，鼻腔和口腔先遭遇病毒，再來才是腸胃道。

輪狀病毒好發於冬季，3 個月大到 3 歲之間的嬰幼兒是高危險群，3 個月大以內的嬰兒有來自母親的抗體可以保護，除非是遇到新型的輪狀病毒才容易染病，而到五歲之後，大部分的小孩都已得過並產生抗體，因此大人較不容易感染輪狀病毒。輪狀病毒的潛伏期一般小於 48 小時，前 2 天會發燒或嘔吐，有 2-4 成會咳嗽或流鼻涕，接著有頻繁的水瀉，可長達一周，嚴重者可能導致脫水，尤其是嬰兒要特別注意。

腸胃型感冒C型（病毒性腸胃炎）

病原體	諾羅病毒
威脅性	嘔吐嚴重可能造成脫水
特色	潛伏期短，約 12 小時
檢驗檢查	一般少做，方法有逆轉錄聚合酶鏈式反應、血清學檢驗等
治療方式	止吐、必要時打止吐針以減緩不適
注意事項	大人也可能被傳染，照顧病童要小心

病毒性腸胃炎跟感冒一樣會傳染，傳染途徑常是因為吃下汙染到病毒的食物，很多時候都被當作吃壞肚子或吃到不乾淨的東西，但其實這不乾淨的東西指的就是病毒。

其中最具代表性的是諾羅病毒，好發於冬季，只要十個病毒就足以致病，因此常爆發大規模感染，連大人也不能倖免。因為潛伏期短至 12 小時，常被誤認為是食物中毒。一開始會強烈嘔吐，接著可能腹瀉，病程約 1 到 3 天，通常吐會比腹瀉還厲害。較輕微的患者也可能只感到肚子痛或不舒服而已。其他會造成病毒性腸胃炎的病毒還有星狀病毒、腺病毒 40 和 41 型、愛知病毒（**以日本愛知縣為名**）等等。

相信經過上面這樣的說明，大家一定更了解腸胃型感冒了吧？其實不管名字怎麼叫，最重要的是注意不要脫水，還有適度給予症狀治療。脫水的症狀包括尿液減少、口乾舌燥、一直口渴想喝水等等。輕度以上的脫水可以補充口服電解質液，它是針對腹瀉所設計，即使在腸黏膜受損的情況下，也能達到補充水分和電解質的效果，而且不會加重腹瀉。重度的脫水，例如尿液極少、精神很差、甚至連喝水的力氣都沒有，就必須打點滴了。

切記，運動飲料不能用來代替口服電解質液，因為它的電解質濃度不到口服電解質液的一半，因此在身體脫水的情況下，補充電解質的效果差，而且含有過高的糖分濃度，還可能加重腹瀉。有人將運動飲料先稀釋一半再喝，想藉此降低糖分的濃度，但這樣一來電解質的濃度又更低了。因此不管稀不稀釋，運動飲料都不是矯正脫水的最好選擇。

腸胃炎要喝運動飲料的說法，之所以會一直流傳下去，是因為大部分的腹瀉都還不到真正脫水的地步，腸黏膜受損也不嚴重，所以在飲食上本來就沒有太大的限制。但若在較為嚴重的病例，運動飲料就力有未逮了。一般在腸胃炎時，醫生會建議清淡飲食，吃稀飯或喝米湯，再配上海苔醬或醬瓜汁，同時補充水分、電解質、和碳水化合物，也要避免太油或太甜的食物。

最後提醒大家，千萬別真的問您的看診醫師說：「這樣是不是腸胃型感冒 A 型？」除非醫生也看過這本書，否則聽完可能會丈二金剛摸不著頭腦，心想：「什麼時候又來了個腸胃型感冒 A 型啊？」

09 細菌性腸胃炎

細菌性腸胃炎和病毒性腸胃炎不一樣，幾乎不會引起呼吸道的症狀，除了發燒、腹瀉、嘔吐之外，還會有血便及黏液便，這些在病毒性腸胃炎則比較少見。可以從大便的性質初步判斷是病毒還是細菌感染引起的，因為口述常常有落差，可以在家先用相機或手機拍攝，或直接攜帶寶寶腹瀉過的尿布到診間，方便醫師觀察甚至聞味道，醫師一般不會排斥，只要小心不要汙染到診間環境即可。

細菌性腸胃炎主要經由飲食傳染，大多好發於夏天，因為天氣炎熱，食物容易腐敗，細菌也容易滋生，包括沙門氏菌、志賀氏桿菌等。曲狀桿菌則比較特別，在台灣冬天比夏天流行，也會造成頭痛和肌肉痠痛，因此和病毒型感冒不好區分。腸道出血性大腸桿菌在台灣已經十幾年沒出現了，但死亡率高，德國曾在 2011 年因為生豆芽的汙染而爆發大流行，因此還是要隨時提高警覺。

沙門氏菌腸胃炎是台灣最常見的細菌性腸胃炎，細菌可能存在雞蛋、雞肉、牛奶、豆芽等食物當中。嬰幼兒的胃酸較弱，只要少數的沙門氏菌就會感染，因此要特別注意衛生與消毒。成人較不易染病，是因為胃酸可以殺死大部分的沙門氏菌，要超過百萬隻甚至上億隻的「菌」海戰術才能突破胃酸的封鎖，抵達腸道造成疾病。

如果是輕症的患者，使用抗生素反而會讓病程拖延更久，因此抗生素選擇使用在三個月大以內、高燒超過三天、發炎指數過高、或是懷疑有腸道外併發症的患者，例如敗血症、腦膜炎、或骨髓炎。下面的表格讓大家更明瞭這幾種細菌的分別。

病原體	沙門氏菌
威脅性	可導致敗血症、腦膜炎、或骨髓炎
特色	細菌容易跑到血液裡流竄，約佔5%的患者
檢驗檢查	糞便的細菌培養，住院患者可作血液的細菌培養
治療方式	較為嚴重的患者需使用抗生素
注意事項	輕症患者使用抗生素反而會拖長病程

病原體	志賀氏桿菌
威脅性	較容易有神經學的症狀，例如痙攣、嗜睡、頭痛、幻覺
特色	兵強馬壯，只要10隻細菌就能攻陷腸道，引起桿菌性痢疾
檢驗檢查	細菌培養
治療方式	一發現就應使用抗生素，可以改善病情，也避免細菌繼續散播出去
注意事項	會經由帶菌者的糞便傳播，若汙染地下水源，恐爆發大規模感染

病原體	曲狀桿菌
威脅性	不拉肚子後，肚臍周圍還是有可能絞痛，甚至痛到像腸套疊或闌尾炎那麼嚴重
特色	人畜共通、在台灣冬天比夏天好發
檢驗檢查	細菌培養
治療方式	高燒、血便、腹瀉太多次者可用抗生素治療
注意事項	預防感染，要避免生水或生食的汙染、勿接觸帶菌的貓狗

病原體	腸道出血性大腸桿菌
威脅性	可爆發大流行，死亡率 3-5%
特色	可導致溶血性尿毒症候群
檢驗檢查	細菌培養
治療方式	抗生素治療，要注意可能有抗藥性
注意事項	可由動物或人直接傳給人，也可通過食物或水間接傳給人

細菌性腸胃炎比病毒性腸胃炎更加棘手，病毒性腸胃炎通常只要注意水分或電解質的補充即可，細菌性腸胃炎則還要適時使用抗生素。所幸細菌性腸胃炎比病毒性腸胃炎更容易預防，下列提供大家預防細菌性腸胃炎的 7 個重要觀念，也希望大家時時保持警覺，以避免細菌性腸胃炎對兒童的威脅：

① 嬰兒哺育母乳，可以減少泡配方奶過程中可能的汙染，而且

母奶本身就可對抗一些細菌。

② 幼兒勿將生蛋當成玩具，就算是洗選蛋也不保證完全無菌。

③ 拿食物之前一定要先用肥皂洗手。

④ 水要煮沸以後才能喝，旅遊時可攜帶瓶裝水，千萬不要喝地下水。

⑤ 勿吃生食，就算是熟食也要盡快吃完，以免細菌滋生。

⑥ 處理熟食時，應和生食使用不同的刀具及砧板，避免熟食遭到生食汙染。

⑦ 吃益生菌，就像建立腸道的保全系統，讓壞菌不容易入侵，在出外旅行時可預防旅行者腹瀉。

幼兒常見疾病的兇手大名

本篇撰文／賴貞吟醫師

感冒、病毒、流感病毒、肺炎鏈球菌、腸病毒……等，應該常常讓你聽得霧煞煞，到底這些常讓小朋友犯病的兇手都是誰，他們又有什麼特徵呢？

這一篇就是從病原體加以詳細介紹，想給父母親一個比較詳盡且正確的知識，但是這個用意不在於讓父母自行判斷小朋友生什麼病、自己治療喔。詳細看下去你就會發現，很多病原體引起的症狀都是類似的，這就是為什麼醫師需要細細診察的原因。

01 感冒的兇手 淺談病毒與細菌

從前面的介紹，我們已經了解，大部分的時候，感冒指的是由病毒這個病原體所引起的上呼吸道感染。細菌則常尾隨病毒之後侵門踏戶，引起鼻竇炎、中耳炎和肺炎，偶爾還會引起嚴重的感染如腦膜炎與敗血症。孫子兵法說「知己知彼，百戰百勝」，對病毒和細菌有簡單的認識，面對感冒才能戰無不勝，攻無不克。

「病毒」──缺乏特效藥的小壞蛋

病毒是一個非常微小的生物體，約莫是細菌的百分之一大小，把 100 萬隻病毒湊起來，也只有一粒米大小。它小到沒有辦法靠自己的力量傳宗接代，必須借住在動物或植物的細胞內才能繁衍下一代。病毒感染人就是為了繁衍後代，但也因此造成我們種種不舒服的症狀。

病毒感染引起人體不適原因主要有二：

其一，當它在我們的細胞裡製造子子孫孫後，小小的細胞關不住大量的病毒，病毒破壞細胞往外衝，去感染更多的細胞以繁殖更多的後代。

其二，面對病毒攻擊，人體不甘示弱地派出身體裡的免疫細胞大軍來對付病毒，但病毒躲在細胞裡，免疫細胞攻擊病毒時也不可避免地造成細胞受損。自體免疫系統抵抗外侮的反應是病毒引起人體不舒服的第二種原因。

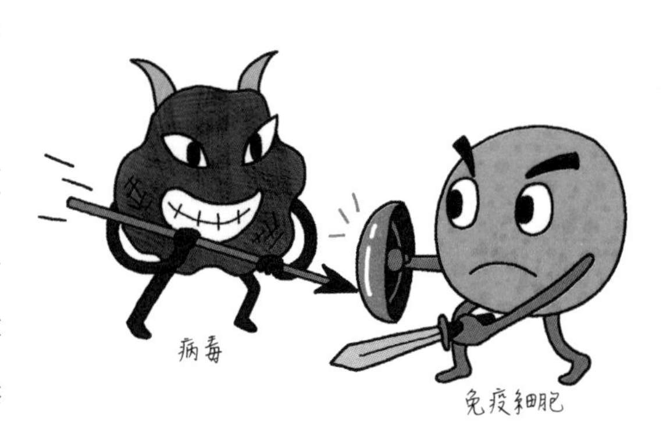

究竟病毒是如何入侵人體的呢？我們老說感冒是著涼，確實冬天感冒患者也特別多，難道病毒是乘著冷颼颼的北風入侵人體？其實不是！引起感冒的病毒沒辦法乘風破浪，它最愛的交通工具是呼吸道的分泌物：口水、痰和鼻涕。

冬天感冒特別多的原因，是因為多數造成感冒的病毒在寒冷的天氣特別活躍。口水、痰和鼻涕的飛行距離可達約一公尺，當感冒的人講話、咳嗽、打噴嚏，方圓一公尺內沒戴口罩的人都有可能吸入口水、痰和鼻涕的微粒。當這些微粒降落在呼吸道黏膜上，隱身其中的病毒便長驅而入展開攻擊，這就是所謂的飛沫傳染。注重呼吸道衛生（**戴口罩**）是防堵飛沫傳染最好的方法。口鼻分泌物也有可能在衣服、桌面等地著陸，當我們的手摸到這些被污染的表面，病毒打蛇隨棍上地附著在手上，當手去碰觸眼、口、鼻等黏膜，病毒就又逮到機會入侵人體。洗手是預防這種接觸傳染的不二法門。

病毒體態輕盈，入侵人體大量繁殖後，子子孫孫會在上呼吸道悠遊，四處尋找地方開枝散葉。感冒的時候常常一開始先喉嚨痛（**病毒現在在咽喉**），隔天出現流鼻水（**病毒子孫跑到鼻子**），再隔一天咳嗽也出現（**連支氣管都被攻佔**）。有些感冒病毒身手矯健跑得更遠，還會侵犯下呼吸道引起細支氣管炎以及肺炎。

「細菌」——得小心應付的大鯊魚

細菌體型比病毒大一些，但也要在顯微鏡底下才瞧的清楚它的樣貌。跟病毒不一樣，引起肺炎、中耳炎、鼻竇炎的細菌大多平常就寄居在人類呼吸道的黏膜上，與人體和平共存。當病毒住進人類的細胞套房裡繁衍後代，引起所謂的感冒後，本來與我們和平相處的細菌看到被病毒摧殘蹂躪過的呼吸道，就像鯊魚嗅到血腥味，兇性大發，展開攻擊，引起次發於感冒的細菌感染。

細菌的傳播方式一樣是以飛沫和接觸為主。不過，它比病毒大而笨重，傳染力比較低。即使被傳染，細菌一開始也只是寄居在呼吸道黏膜上，不一定致病。我們都聽過學校因為腸病毒或流感病毒群聚感染停課，但沒聽過因為一班同時好幾個肺炎鏈球菌肺炎而停課，就是這個道理。也因為細菌比較笨重，所以它致病的範圍比較有限，細菌性咽喉炎通常就只有咽喉紅腫痛，不像病毒造成的感冒同時會引起鼻炎（**鼻塞流鼻水**）、咽喉炎（**喉嚨腫痛**）和氣管炎（**咳嗽**）。

病毒、細菌，超級比一比

看到這裡大家會不會覺得可以一次攻擊好多地方、傳染力又強的病毒比較威猛呢？其實細菌也不惶多讓，因為專注於攻擊特定部位，它造成的損害往往更為驚人，例如需要開刀引流的肺膿瘍。病毒和細菌在治療上有很大的不同。

雖然醫學進步，但目前抗病毒藥很少，在感冒上可以運用的抗病毒藥只有克流感，且克流感只對流行性感冒病毒有效。對抗多數感冒病毒的主力依舊是自身的免疫系統，所以感冒時多休息讓免疫系統可以發揮良好的功能很重要。

大家耳熟能詳的「抗生素」則用來對付細菌，對病毒是沒有效的哦。跟抗病毒的藥不一樣，對抗細菌的抗生素種類繁多，適當的選擇抗生素及其劑量是一門藝術，醫師需根據患者本身情況及地區細菌抗藥性等來調整。

對抗病毒、細菌，必勝總攻略

對病毒和細菌有初步的瞭解之後，大家肯定很好奇究竟引起這次感冒、鼻竇炎、中耳炎、肺炎的兇手是哪隻該死的病毒或細菌呢？其實除了當場做流感快篩陽性，醫師可以給你肯定的答案之外，大多數的答案都是醫師根據患者的臨床表現、接觸史、群聚史以及現下的流行病學等資料抽絲剝繭後推斷的。

看到這邊，你可能會感到很焦慮，醫師看見黑影就開槍，這樣的治療沒問題嗎？如果去大醫院會有先進的檢驗，是不是更能對症下藥呢？請你放輕鬆，先喝口水、深呼吸，事情沒那麼嚴重。

感冒、鼻竇炎、中耳炎、肺炎的治療分成兩個部分，第一個部分是症狀治療，緩解發燒、咳嗽、鼻塞等不適，讓病人能好好休息。目前醫學還沒有進步到針對腺病毒或肺炎鏈球菌有不同的咳嗽藥哦。第二個部分則是針對病原的治療，如果是細菌感染就考慮給予適合的抗生素，流感病毒則考慮給克流感。流感病毒以外的病毒沒有抗病毒藥，要靠我們的免疫系統來對付。醫師借助第一部分的治療讓患者可以好好休息進食，免疫系統才能發揮最大的功能。

因為技術上的限制，病毒培養陽性率約 20%，而且從送培養到結果出來，約需 5-14 天以上，知道結果的時候都已經好大半了。若靠培養診斷流感病毒，培養結果出來時，也已經錯過給克流感最有效的黃金 48 小時。

抗生素百百種，確定哪隻細菌感染是不是更能對症下藥呢？其實光靠培養也很難確定兇手，因為這些細菌本來就住在我們的呼吸道，養出來不代表它一定是兇手，可能只是無辜路過剛好被抓到而已。大部分的時候，照顧感冒只要掌握大的治療方向，知道現在是針對病毒或是細菌就足夠了。

想要更上一層樓的請繼續往下看，後面會針對常見病原有詳細介紹的章節，每個病原都有些獨特的特徵，掌握之後遇到感冒會更得心應手哦。

02 誰才是感冒病毒

常見的鼻病毒和冠狀病毒

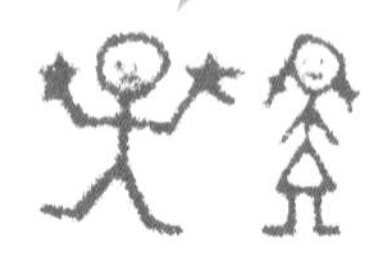

當你大喊「林先生」，歌手林志炫、演員林志穎、棒球選手林智勝都會舉手，但當你把他們的身份證收來一看，咦，沒有人叫「林先生」。相同的，感冒病毒泛指可以引起感冒症狀的病毒，當我們大吼「感冒病毒」，鼻病毒、流行性感冒病毒（**流感病毒**）、腺病毒都會抖一下，但翻遍中西方感染症教科書，找不到名為感冒病毒的病毒。

就像世界上有成千上萬個林先生一樣，會引起感冒的病毒也是百百種。不同病毒引起的感冒臨床表現也會相異，底下我們先介紹兩個最常見的感冒元兇。

賴醫師の小叮嚀

預防感冒這樣做

① 勤洗手

② 出入人多的場所要戴口罩

③ 保持室內空氣流通

④ 飲食均衡，適當運動與休息提升免疫力

感冒病毒之王——鼻病毒

威脅性	★☆☆☆☆
流行季節	整年，春、秋季最多
潛伏期	2-3 天
典型症狀	喉嚨和鼻子的症狀為主，1/3 的機會合併咳嗽，幾乎不會發燒
診斷	臨床判斷，培養不易
治療	支持性療法
預防	呼吸道衛生、勤洗手

張小姐早上起床之後就覺得喉嚨癢癢怪怪的，內心暗叫不妙，她每次感冒幾乎都是從喉嚨開始。果不其然，下午在辦公室她就開始鼻塞流鼻水……

一般人怎麼知道自己感冒了呢？大多數人的回憶都是「喉嚨癢癢怪怪的」。這是鼻病毒感染的典型特徵。雖然不太有名，鼻病毒可說是感冒病毒中的最大咖，約有一半的感冒都是它所引起。

鼻病毒有超過 100 種血清型，感染後產生的抗體又很不持久，可以年復一年地造成千千萬萬的感冒。它之所以不出名是因為，引起的症狀通常不會太嚴重。沒有機會像 SARS、流感等會引起重症的病毒一戰成名。

在 1-3 天的潛伏期過後，感染鼻病毒的人會開始覺得喉嚨癢癢怪怪不舒服，半天到一天後開始出現鼻塞流鼻涕打噴嚏的症狀。30% 的人還會合併咳嗽及或聲音沙啞。發燒很少見，大部分的人 7 天左右會痊癒，症狀嚴重的時間很短。咳嗽是最慢好的症狀，少部分患者會咳超過 2 週甚至 1 個月。

雖然鼻病毒本身引起的症狀不嚴重，但呼吸道黏膜受損後，細菌總是伺機而動，鼻竇炎、中耳炎、肺炎甚至腦膜炎和敗血症的陰影依然揮之不去。除了併發細菌感染，鼻病毒感染在有過敏體質的小孩身上也很容易引起氣喘發作。因此，別小看名不見經傳的鼻病毒，小感冒也是可以引起大災難呦。

小感冒病毒之二——冠狀病毒

威脅性	★☆☆☆☆ SARS 病毒、中東呼吸道症候群病毒★★★★★
流行季節	冬
潛伏期	2-5 天
典型症狀	類鼻病毒，可能合併低燒、頭痛、疲倦
診斷	臨床判斷，培養不易
治療	支持性療法
預防	呼吸道衛生、勤洗手

冠狀病毒？常看醫藥新聞的人可能會覺得有點似曾相識。沒錯！2003 年造成台灣多人喪命的 SARS 和 2012 年中東多起嚴重呼吸疾病都是冠狀病毒所引起的。但別急著給全部的冠狀病毒貼上「生人勿近」的標籤，上頭兩個令人聞之色變的疾病兇手是冠狀病毒中的兩粒老鼠屎。大部分冠狀病毒引起的症狀和鼻病毒很類似。經驗中的感冒主要兇手除了鼻病毒就是冠狀病毒。相對於鼻病毒，冠狀病毒感染較容易合併發低燒、頭痛和疲倦。

奪命殺手——SARS 和中東呼吸症候群

還是很擔心 SARS 和中東呼吸症候群嗎？是不是很想在疾病早期揪出這兩隻壞透了的冠狀病毒？別急，前面提過，在感冒初期要診斷出是什麼病毒引起的很有難度，更別提要知道是哪隻病毒的哪一型。SARS 和中東呼吸症候群發病初期的表現也跟其他冠狀病毒無法區分，因此，回到照顧感冒的大前提，小心呼吸喘、精神活力很差這兩大危險徵兆，如果有這樣的徵兆一定要儘速就醫。

預防感冒全攻略

雖然鼻病毒和冠狀病毒引起的症狀相對較輕微，但沒有人喜歡生病，接下來介紹幾點預防感冒的原則。

一、維持手部清潔。勤洗手保健康之外，還要避免用手直接碰

觸眼睛、鼻子和嘴巴。另外要注意就是酒精對某些病毒無效（如腺病毒、引起腸胃炎的輪狀病毒和諾羅病毒），所以儘量使用肥皂洗手。若沒辦法濕洗手，使用酒精乾洗手對大多數病毒和細菌也都有效。

二、出入公共場合或人多擁擠處時配戴口罩。

三、保持室內空氣流通以降低病毒傳播機會。

四、加強自身抵抗力，平時注意飲食均衡、適當運動及休息。

如果不幸感冒了，要注意以下事項，以免傳染更多的人：

一、有呼吸道症狀時要戴口罩、勤洗手。

二、咳嗽、打噴嚏時最好用手帕等取代手來掩住口鼻。掩嘴咳嗽、打噴嚏後，一定要先洗手才觸碰周圍環境。

三、盡量在家中休養，不搭乘大眾運輸工具，不去人多的地方。

03 重感冒病毒之一

流行性感冒病毒（流感病毒）

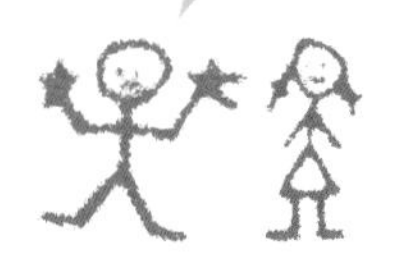

威脅性	★★★☆☆可能併發重症
流行季節	10月到隔年3月
潛伏期	1-4 days
典型症狀	發燒、頭痛、肌肉酸痛、倦怠
診斷	快速篩檢，臨床判斷，病毒培養
治療	抗病毒藥物克流感，瑞樂沙；支持性療法
預防	疫苗、呼吸道衛生、勤洗手

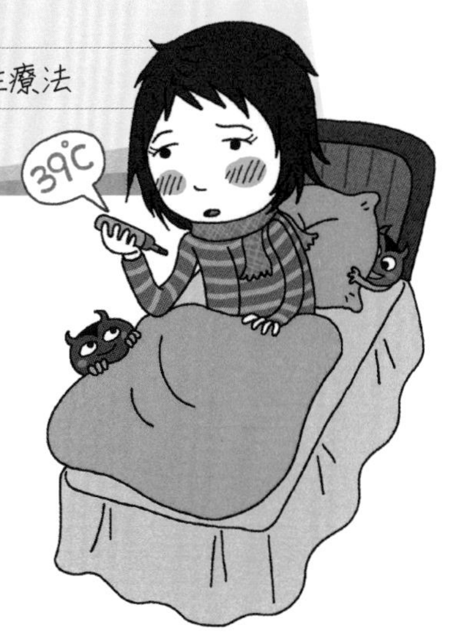

小感冒才剛痊癒的張小姐身體又不舒服了。今天凌晨，她因為全身不停地打冷顫而驚醒，隨手拿起體溫計一量，39℃，同時她

覺得頭痛欲裂，全身肌肉酸痛。好不容易捱到早上，她打電話去公司請假，去診所就診。醫師看完診後問：「症狀表現很像流行性感冒，你有打疫苗嗎？考不考慮做流感快篩？」

介紹了小感冒最常見的元凶鼻病毒和冠狀病毒後，接下來我們要切入到重感冒。

小朋友感冒、發燒大家都覺得司空見慣，但大人感冒、發燒則相對較少。因此在診間常有成年病人焦慮的問：「醫生，我以前感冒都不太會燒，看一次醫生，吃點藥 2-3 天症狀就好了八成，為什麼這次感冒一病就這麼嚴重？燒好幾天，人又很累，來看診好幾次都還沒好。這就是重感冒嗎？我的身體是不是出了什麼狀況？」

其實感冒的嚴重程度除了與本身身體狀況有關，最重要的決定因子是引起感冒的病原。通常造成身強體壯的成年人有發燒等嚴重症狀的重感冒病毒主要有二，流感病毒和腺病毒。這兩隻病毒會讓成人不舒服到無法正常工作，更讓小孩持續高燒不退，相當棘手。這篇我們先從流感病毒介紹起。

讓人聞風喪膽的流感病毒

被流感病毒感染產生的疾病就是流行性感冒（**流感**）。年年冬天都有流感疫情爆發，因為流感病毒的傳染力很強，一人中獎，往往接著全家、全班或整個辦公室就開始陸續掛病號。這麼可怕的對手我們不好好認識它怎麼行呢？依生物特性（**抗原性**），流感病毒可以分成A型流感病毒、B型流感病毒和C型流感病毒，其中C型流感以輕微的上呼吸道感染症狀為表現，幾乎不會引起流行。依感染對象來分，流感可以分成禽流感病毒、人流感病毒、豬流感病毒等等。

A型流感和B型流感

A型流感病毒和B型流感病毒都會攻擊人類引起大流行，自然成為流感疫苗針對的目標。A型流感和B型流感在症狀上幾乎無法區分，發病前三天以發燒、疲倦、頭痛、肌肉酸痛為主。高燒可達40℃，整個人像剛跑完馬拉松，全身無力合併肌肉酸痛之外，還伴有難受的頭痛。在燒退之後，喉嚨痛、咳嗽、鼻塞鼻涕等症狀達到高峰，嚴重症狀持續3-4天後才開始好轉。也就是說，得一次流感大概會有一個星期都很難熬，如果又併發細菌感染引起的肺炎、中耳炎、鼻竇炎的話，不舒服的時間就會拉得更長。

雖然症狀上無法區分，但在流行病學上A型和B型流感大不同。A型流感病毒是威力強大的變形金剛，基因容易發生變異讓免疫系統認不得，又能感染各種動物，可以引起世界性的大流行。A型流感的世界性大流行會造成部分身強力壯的年輕人重病身亡，殺傷力之強可見一般。B型流感病毒變形力較差，只會感染人，通常也只會造成老年人或是某些高危險群（**幼兒、患有心、肺、腎臟病、糖尿病、貧血或免疫功能不全者**）的傷亡。

流感容易併發重症

就讀國中的陳小弟平常身體很健康，這三天因為感冒在家休息。媽媽覺得他今天不太對勁，除了連續高燒三天之外，呼吸變得很不順，稍微動一下就喘，因此一早把他帶到醫學中心的門診。門診的王醫師幫他照了一張X光，發現雙側肺葉都有肺炎的現象，心跳量起來很快。診間流感快篩結果是A型流感。

醫師判斷上面的案例應該是流感併發肺炎和前期敗血症，安排從門診入住加護病房。入住加護病房後立即給予克流感、抗生素和氧氣，但病情急轉直下，陳小弟呼吸愈來愈喘、血壓如自由落體般快速下降。加護病房的醫師判斷是呼吸衰竭合併敗血性休克，立刻插上氣管內管接上呼吸器，並給予大劑量的升壓劑治療，但病情還是無法控制，傍晚，醫療團隊為陳小弟裝上了葉克膜。

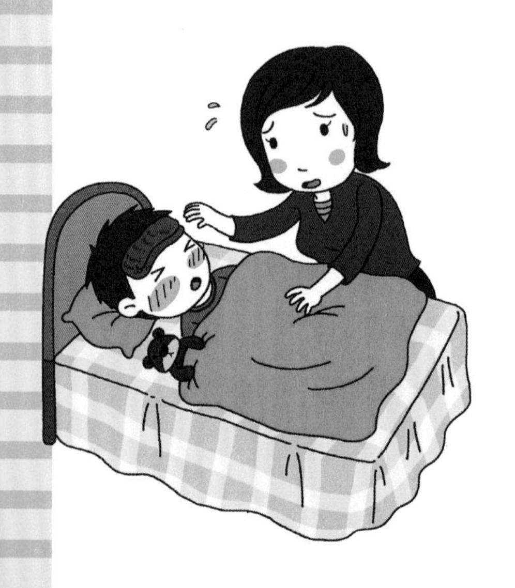

從案例就知道，流感除了會帶給病人燒累痛的一週外，還可能併發重症造成傷亡。流感併發重症以肺炎最為常見，可能是病毒本身侵犯肺部或是細菌入侵引起。除了攻擊呼吸系統，流感病毒還會侵犯神經系統和心臟，引起腦炎和心肌炎。

細菌也很愛跟著流感病毒的腳步入侵人體，引起敗血症等侵襲性細菌感染。上文的陳小弟是我照顧過的真實案例，在送

賴醫師の小叮嚀

流感重症危險徵兆
請務必儘速就醫

① 呼吸急促或呼吸困難
② 發紺（缺氧、嘴唇發紫或變藍）
③ 血痰
④ 胸痛
⑤ 意識改變
⑥ 低血壓
⑦ 高燒持續 72 小時

入加護病房的隔天，血液培養長出了肺炎鏈球菌，確診是 A 型流感合併次發性肺炎鏈球菌感染引起的肺炎和敗血性休克。

在醫護人員悉心照料和抗生素的治療之下，敗血性休克改善，但流感病毒和肺炎鏈球菌聯手重傷陳小弟的肺部以致不可回復，陳小弟最後永遠與深愛他的家人分離。

要根本預防流感重症的方法只有一個——「不要得到流感！」如果罹患了流感，目前沒有已知的方法可以預防引發重症，但若注意幾個危險徵兆就儘速就醫，就可以大大降低重症造成傷亡的機會。危險徵兆包括呼吸急促、呼吸困難、發紺（缺氧、嘴唇發紫或變藍）、血痰、胸痛、意識改變、低血壓、高燒持續 72 小時等，如果有上述這些症狀一定要儘速就醫。

令人聞之色變的禽流感

前面提到，A 型流感是可怕的變形金剛，可以感染各種動物。無論是人流感、禽流感、馬流感、豬流感，都屬於 A 型流感。正常的情況下，禽流感病毒只會感染鳥禽，人流感病毒只會感染人，豬流感病毒只會感染豬。不過，聰明如人類，有時候都會把猩猩、狒彿搞混，低等的病毒自然也會有搞錯目標的時候，本來只會感染鳥類的禽流感病毒偶爾認錯對象也會感染人。因為人類本來就不會感染禽流感病毒，免疫系統對這隻病毒毫無防備，感染後病情特別嚴重。比較值得慶幸的是，大部分的情況下，這隻誤入歧途感染人的禽流感病毒發現自己搞錯對象，不會再去感染其他的人。

但凡事都有例外，有些禽流感病毒感染人後發現人肉比較好吃，就調整自己的結構，讓自己可以得以感染其他的人，這就是所謂的禽流感人傳人。當禽流感可以容易地人傳人時，代誌就大條了，因為大家的免疫系統都沒防備，會引起很大的災情。

需要做快篩嗎？

當你在流感流行季節得到感冒，常會面臨「快篩做不做？」的問題，到底該如何抉擇呢？首先我們瞭解一下快篩到底怎麼做。快篩是由醫護人員將一根棉棒深入鼻咽部塗抹，採檢後用試劑檢驗，約等候 15 分鐘結果出來，可檢驗你是否得了 A 型流感或 B 型流感。不過快篩的準確度與病毒量成正比，病毒量愈高愈容易做出陽性的結果。

整體而言，快篩敏感性約 5-7 成，也就是說當有 100 個流感患者去做快篩，只有 50-70 個人會做出陽性的結果，當你快篩陽性時，你肯定是得了流感，但快篩陰性不保證你得的就不是流感。

那到底做不做呢？我的建議是，如果在發病後兩天內，想快速得到診斷時可以做，但要知道即便結果是陰性也不表示一定不是流感。為什麼建議在發病兩天內做呢？因為此時病毒量較高，快篩結果較準確，且若考慮使用抗流感藥物的話，發病後兩天內使用效果較佳。臨床上會要求要做快篩的主要是學生，學校當局需要快速掌握疫情考慮是否停課。

還有些要求要做快篩的患者是希望確定自己得流感才考慮使用抗流感藥物，抗流感藥物的治療我們下面談。如果不喜歡快篩時棉棒深入塗擦鼻咽部的不舒服，能夠信賴醫師的診斷及治療建議，其實不做快篩也無妨。

需要使用抗流感藥物嗎？

目前對抗流感的藥物主要有二，口服的克流感（Tamiflu）和吸入型的瑞樂沙（Relenza）。臨床上會開立抗流感藥物治療流感的情況主要有二：一、是快篩陽性，二、是醫師診斷疑似流感病毒感染。第二種情況通常發生在流感流行季，病人有類流感症狀的時候。此外，若家中有人得流感，醫師也會建議家中其他高危險群（**年長者、幼兒、患有心、肺、腎臟病、糖尿病、貧血或免疫功能不全者**）預防性地使用抗流感藥物，以免被感染。

治療的第一種狀況患者吃藥通常比較不會猶豫，第二種情況或是預防性投藥，則常會讓患者苦惱。下表我們來分析目前研究證實使用藥物的利弊得失。

優點	在48小時內開始治療的話，可以縮短病程，同時降低傳染力。目前並沒有研究證實使用抗流感藥物可以減少併發症或死亡率。不過，2009年台灣在對抗新流感時，全國性大量使用克流感，讓我們在當次流行的死亡率低於其他國家。由此推論，克流感或許在減少流感重症上有些幫助。
缺點	吸入型的瑞樂沙幾乎沒有什麼副作用，不過使用上比較複雜，5歲以下小孩不建議使用。口服的克流感主要的副作用是造成腸胃不適。另外，這個藥不好吃，兒童沒有辦法吞服整顆膠囊，必須把膠囊打開服食裡面的藥粉，小朋友可能會抗拒服藥。

綜上所言，我建議一定要服藥的有下列的族群：

一、感染流感易有併發症的高危險群。

二、會接觸高危險群的患者，特別是家中有餵藥困難的幼兒時，服藥可以減少傳染給他們的機會。

三、需要症狀快速痊癒的患者，例如大考前的學生等。

其他的患者可以衡量自身的情況決定是否用藥。例如腸胃較敏感或之前口服克流感後很不舒服的患者可選擇不服用克流感，由醫師評估情況開立其他藥物來緩解症狀。若決定用藥的話，應盡量完成5天的療程。

需要打流感疫苗嗎？

流感疫苗是預防流感最有效的方式。除非對雞蛋或之前施打疫苗時有嚴重過敏反應，每個人都應該施打。（疫苗製程中有使用雞胚，對雞蛋有嚴重過敏反應的人不適合接種流感疫苗。）感染流感容易有併發症的高危險群，一定要打。容易接觸高危險族群的人，也應該打。特別是家有小於 6 個月寶寶的人，流感疫苗無法接種在寶寶身上，周遭的人更應該藉由自身施打疫苗以包圍策略來保護他／她。

在我的看診經驗中，多數人對孕婦和小嬰兒施打最有疑義。我以自身經驗來表達對這件事的專業建議，身為 2 個小孩的媽，每次懷孕我一定身先士卒，趕第一批施打流感疫苗，小孩滿 6 個月後也是比照辦理。

流感疫苗什麼時候打？

接種時程	每年流感流行季開始前（**公費疫苗約在每年 10 月 1 日開始施打**） 8 歲以下兒童第一次接種需接種兩劑，兩劑間隔 1 個月
接種禁忌	發燒或患有急性中重度疾病 對蛋有嚴重過敏反應 對疫苗成分過敏 過去接種流感疫苗時發生嚴重不良反應
可能副作用	接種部位疼痛，發燒

流感疫苗每年都要打，因為流感病毒基因會一直產生變異。不論是A型流感病毒和B型流感病毒都有許多不同的病毒株。目前沒有通殺全部病毒株的流感疫苗，每年世界衛生組織的專家以其專業預測今年可能流行的病毒株後，疫苗廠商再根據世衛組織的建議大量生產疫苗。因為每年的疫苗病毒株都可能不一樣，所以每年施打流感才能得到最佳保護。

賴醫師の小叮嚀

感染流感後容易有併發症的高危險群

①懷孕婦女
②年紀65歲以上的年長者
③年紀5歲以下的幼兒，尤以2歲以下最危險
④心、肺、肝、腎疾病患者（如氣喘、先天性心臟病、慢性肝炎、腎衰竭）
⑤糖尿病患者
⑥血液疾病患者（如貧血）
⑦免疫功能不全者

許多人會問，如果連續兩年世衛組織建議的病毒株都一樣，是不是今年就不用打了呢？非也！流感疫苗施打後過六個月，保護力就會開始下降，每年按時施打很重要。

別錯怪了流感疫苗

我知道新聞或是街坊常有傳言，打了流感疫苗會出現流產、死亡等可怕副作用。好像只要打過流感疫苗的人身體出什麼問題，就會被聯想是否與疫苗相關？其實，絕大多數都跟流感疫苗沒有關係，時間上的巧合讓我們常錯怪了流感疫苗。

在國內，當有疑似疫苗引起的不良反應就醫時，醫護人員會協助通報疫苗不良反應，由專家鑑定這起不良反應與疫苗是否有關，若鑑定結果不良反應與疫苗有關，衛生單位會依其副作用的嚴重程度給予適當的補償。

在我接受感染科專科訓練時，負責收集資料協助專家做判斷。為了收集完整的資訊，我廣讀國內外有關於流感疫苗不良反應的文獻，發現流感疫苗真的很常被誤會。例如說，很多初期流產的媽媽懷疑流產與接種流感疫苗有關而通報疫苗不良反應，但每次的自然懷孕都有六分之一至五分之一的機會流產。由大規模的調查中發現，當給全部孕婦都施打流感疫苗後整個初期流產的比率並未提高，間接證明了施打疫苗並不會提高流產的機會，是個案造成大家對流感疫苗的誤解，也讓很多準媽咪因此不敢施打疫苗。

其實孕婦是流感重症高危險群，比多數人更應該施打流感疫苗。另外，新聞媒體在事情尚未被查明前的報導，也很容易引起民眾對疫苗不必要的恐慌，很多新聞報導施打流感疫苗後出現的不良反應甚至死亡，在經過仔細的調查後都排除與流感疫苗相關，但並未獲得平衡報導。

總而言之，流感疫苗造成嚴重不良反應的機率很小，比感染流感引發重症的機會還小，除非有上表所列禁忌情況，還是應該年年施打流感疫苗。

威脅性	★★★☆☆病毒本身可引起重症，容易併發細菌性肺炎
流行季節	全年，冬天到初夏最多
潛伏期	2-14 天
典型症狀	咽喉結膜熱：結膜炎、扁桃腺化膿，持續 4-5 天的高燒，類流感症狀
診斷	臨床判斷為主。有快篩但不被普遍使用，病毒培養需 5-7 天
治療	支持性療法為主
預防	呼吸道衛生、勤洗手（**酒精乾洗手效果不佳！**）

流感病毒之外，另一隻會讓身強力壯的成年人高燒不退，病到奄奄一息的病毒就是腺病毒。腺病毒曾數度在美國軍隊中大流行甚

至引起死亡。2010~2011 年間台灣也有一波腺病毒第三型和第七型引起的嚴重疫情，除了在大人、小孩身上引起持續一週左右的高燒之外，還造成為數不少的兒童因為呼吸衰竭住進加護病房甚至死亡，足見其威力實不容小覷。

讓人持續高燒、眼紅的咽喉結膜熱

4 歲的小威已經高燒 3 天，雙眼發紅，東西也吃不下，小兒科醫師說他的扁桃腺化膿很嚴重。糟糕的是，因為照顧他 3 天都睡不好的媽媽今天眼睛開始發癢流淚，一量體溫居然 39℃。

腺病毒引起的感冒以咽喉結膜熱最為典型，患者眼睛又紅又癢地眼淚直流，喉嚨因為扁桃腺化膿痛到進食困難。高燒往往持續 4-5 天，合併頭痛無力、疲倦等類流感症狀。病毒性結膜炎若是併發細菌感染，眼睛分泌物會變成像膿一樣黏稠的黃綠眼屎。

威力強大的腺病毒有近 20 種對人類有致病性的血清型，在人身上的攻擊範圍很廣，眼睛、呼吸道、腸胃道甚至泌尿道都是它的目標。會造引起上述咽喉結膜熱的主要是血清型 3。造成大批紅眼病人的流行性結膜炎是血清型 8、19、37。血清型 40，41 會

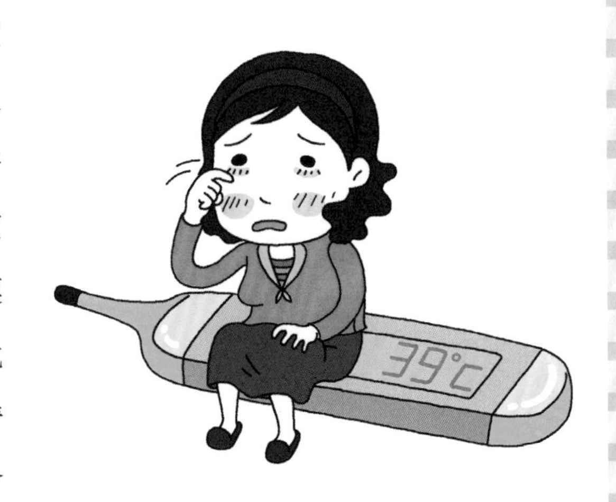

引起腹瀉。某些腺病毒也被懷疑跟腸套疊甚至盲腸炎的發病有關。以血尿、頻尿、排尿疼痛為表徵的出血性膀胱炎，則是跟血清型 11、21 有關。

臨床上腺病毒的診斷以臨床判斷和病毒培養為主。雖然有廠商做出類似流感快篩的診斷工具，但不被普遍使用。治療主要是以支持性療法為主。少數抗病毒藥對腺病毒有部分效果，但僅在某些特殊情況下才適用。

國外有上市的腺病毒疫苗，但小孩不適用，台灣也沒有進口。預防腺病毒感染主要還是靠呼吸道衛生和勤洗手。值得注意的是，腺病毒沒有套膜，酒精乾洗手對消滅腺病毒效果不好，必須用肥皂洗手或是使用特定抗病毒液才能消滅附在手上的腺病毒。

05 讓寶寶咻咻喘

呼吸道融合病毒

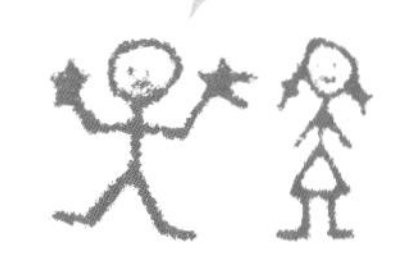

威脅性	★★☆☆☆早產兒與有心肺疾病的小朋友要當心
流行季節	冬天、早春
潛伏期	2-8 天
典型症狀	頻繁咳嗽、呼吸喘合併咻咻咻的喘鳴聲
診斷	抗原檢測、病毒培養
治療	支持性療法、吸入型抗病毒藥物
預防	呼吸道衛生、勤洗手

1 歲多的咪咪這次感冒咳得特別厲害，呼吸又淺又快，而且食慾大大下降，吃進去的東西也常在一陣猛烈的咳嗽後被吐出來。咪咪的媽媽本身有氣喘，她發現咪咪咳嗽時，除了出現呼嚕的痰音，

還可以聽到氣喘發作時那種咻咻的高頻聲音。咪咪被帶到急診室，主治醫師診斷是細支氣管炎，請護理師幫咪咪抽痰送驗。因為血氧濃度略為偏低又有脫水現象，咪咪被收治入院，接受氧氣帳和靜脈點滴等治療。住院隔天，主治醫師說咪咪感染的是呼吸道融合病毒。

呼吸道融合病毒是個童心未泯的傢伙，喜歡與幼兒為伍而且愛溜滑梯，從口鼻感染人體後，它喜歡享受順著呼吸道往下滑的快感，進而侵犯下呼吸道引起細支氣管炎和肺炎。臨床上，我們看到被感染的小朋友呼吸速率加快，伴隨著咻咻咻的喘鳴聲。這咻咻咻的喘鳴聲就像氣喘發作的表現，感染過呼吸道融合病毒的小朋友，日後有過敏性氣道甚至氣喘的比率也比較高。雖然會讓小朋友咻咻喘地很不舒服，大部分小朋友的症狀都可以在 1-2 週內改善。不過，在早產兒或有心肺疾病的兒童身上，呼吸道融合病毒可引起嚴重併發症。目前健保有給付早產兒與嚴重先天性心臟病童施打預防呼吸道融合病毒感染的的單株抗體，家有早產兒與嚴重先天性心臟病童的父母別忘了帶小孩就診施打喔。

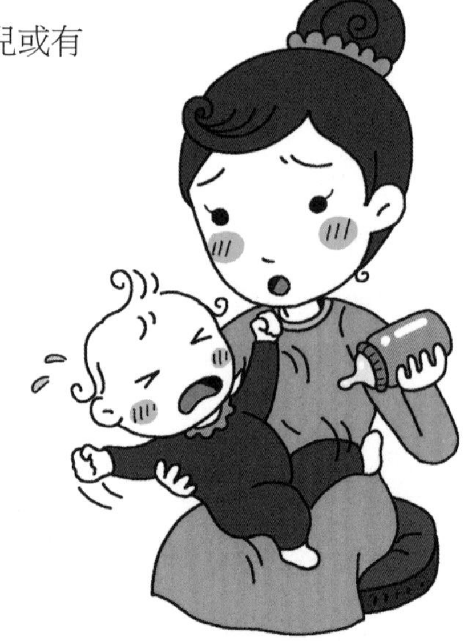

呼吸道融合病毒是少數有抗病毒藥物可用的病毒之一。針對呼吸道融合病毒的抗病毒藥物是吸入型的 Ribavirin，因為效果有限且藥物有一定毒性，僅建議用在上述容易引起併發症的病童身上。藉由採集病人的痰疫做快速抗原檢測，醫師可以確診呼吸道融合病毒感染。當家中小朋友被診斷是呼吸道融合病毒感染時，家裡其他小孩的防護措施一定要做好，特別是早產兒或患有心肺疾病的兒童。

06 我家寶寶變聲了 副流感病毒

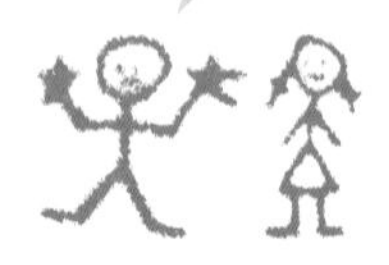

威脅性	★★☆☆☆
流行季節	第一、二型：秋冬 第三型：春夏
潛伏期	2-6 天
典型症狀	哮吼（像狗吠聲的咳嗽）
診斷	抗原檢測、病毒培養
治療	支持性療法
預防	呼吸道衛生、勤洗手

媽媽從幼稚園接回 3 歲的比比時，老師就跟媽媽說比比有點咳

嗽。回家之後，媽媽注意到比比發燒，不過精神活力仍然不錯，給比比吃了退燒藥之後就把他送上床睡覺。半夜時，媽媽被比比怪異的咳嗽聲吵醒，比比咳嗽的聲音像狗吠一樣又低又粗，媽媽把他搖醒，比比的聲音變得很沙啞，呼吸很急促。

媽媽和爸爸焦急地一起把比比送到急診室，在候診的時候，爸爸發現留觀區好幾個小孩咳嗽的聲音就跟比比一模一樣。醫師診斷比比得了哮吼，打了一針、吸了藥之後，比比呼吸急促的情況大有改善，離院回家觀察。回家後，呼吸不再急促，不過聲音仍然沙啞。回診的時候主治醫師跟媽媽說急診痰液檢查的結果出來，是副流感病毒第一型。

副流感病毒聽起來很像是流感病毒的副牌，但兩個病毒感染後的表現大不同。不像流感病毒大人、小孩通殺，副流感病毒感染小孩引起的症狀比較明顯。

每年秋冬氣溫一降，走進醫院的兒童急診室聽到此起彼落狗吠式的咳嗽，就知道急診室又被哮吼的病童們攻佔。哮吼最主要的病原就是秋、冬流行的副流感病毒第一型和第二型。主要流行於春、夏的副流感病毒第三型則跟呼吸道融合病毒很像，喜歡侵犯小朋友的下呼吸道，會引起細支氣管炎和肺炎，可以在免疫功能低下的人身上引起嚴重的疾病。副流感病毒也有痰液快速抗原檢測可以利用，當被診斷是副流感病毒第三型感染時，患有免疫低下的家人一定要加強防護。

威脅性	★★☆☆☆ 71 型腸病毒★★★☆☆可能引起腸病毒重症
流行季節	3-10 月
潛伏期	3-6 天
典型症狀	疱疹性咽峽炎、手足口症
診斷	典型症狀，病毒培養 針對 71 型腸病毒的快速篩檢
治療	支持性療法
預防	‧呼吸道衛生、勤用肥皂洗手（**酒精乾洗手效果不好！**），居家使用稀釋的漂白水消毒 ‧71 型腸病毒疫苗（**臨床試驗進行中**）

小卡因為發燒被帶到診所就診，醫師檢查發現口腔後咽部有潰瘍，跟焦急的小卡媽媽說：「小卡感染了腸病毒……」醫師話還沒

說完，小卡媽媽就搶著說：「可是他沒有吐也沒有拉肚子啊。」

「可是他沒有吐也沒有拉肚子啊。」每次診斷出小朋友是腸病毒感染，有一半的家長都會反射性的這麼回答。相反地，每次診斷病童是腸胃炎時，也有一半焦急的爸媽會問：「是腸病毒引起的嗎？」假如我是腸病毒，我一定大喊：「冤枉啊～大人」，腸病毒已經擔腸胃炎這污名很久。其實，腸病毒不會引起嚴重的腸胃道症狀，我們真的誤會它了。腸病毒是一群病毒的總稱，已知至少有六十幾型，包括 A 群克沙奇病毒 23 型、B 群克沙奇病毒 6 型、小兒麻痺病毒 3 型（**沒錯！已經在台灣絕跡的小兒麻痺病毒也是腸病毒其中一型**）、伊科病毒 30 型及最後發現的 68 至 71 型腸病毒等。

典型腸病毒的感染表現主要有二：疱疹性咽峽炎和手足口症。疱疹性咽峽炎典型的病程是突發性的高燒後在後咽部出現水泡，水泡迅速破掉變成潰瘍，病童往往抱怨喉嚨劇痛而拒絕進食。發燒通常持續 1-4 天，潰瘍癒合約需 1 週。

手足口症則是除了口腔潰瘍之外，在手掌、腳掌以及肛門周圍出現小水泡與紅疹。手足口症也會發燒，但較疱疹性咽峽炎溫度低一些，口腔潰瘍和疹子癒合也需要一週。

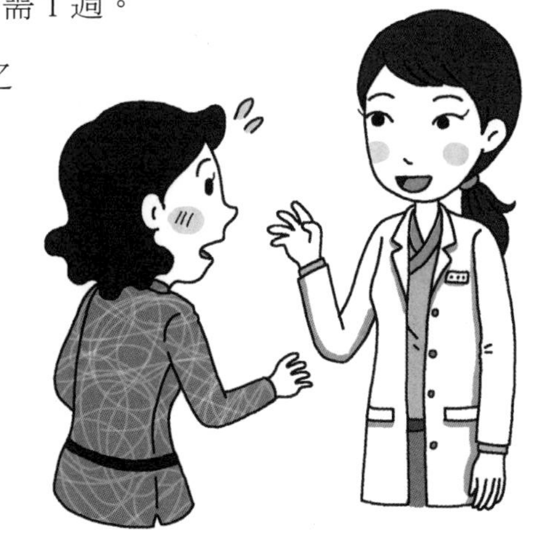

除了疱疹性咽峽炎和手

足口症，近 70 型林林總總的腸病毒是病毒疹和夏天小感冒最常見的原因。因為在症狀上難以與其他病毒區分，很少有嚴重的併發症，治療也無特別之處，大部分的醫師不會搬出腸病毒的大名，以免造成家屬無謂的擔憂。

認識腸病毒 71 型與重症

2 歲半的薇薇昨天因為發燒、手腳有疹子，被診所葉醫師診斷為手足口症。今天媽媽發現她出現診所醫師提醒要特別小心的抽搐、嗜睡和嘔吐的症狀，連忙將她再帶到診所。葉醫師發現薇薇跟昨天比起來心跳偏快，意識不清，判斷是腸病毒重症，連忙聯絡救護車將她轉送至醫學中心。

在這麼多型的腸病毒裡面，71 型腸病毒可說是其中最可怕的。71 型腸病毒主要引起手足口症，但它偶爾會凶性大發，侵犯腦幹造成患者意識不清，心肺衰竭，也就是所謂的腸病毒重症。雖然腸病毒 71 型感染造成重症的機會小於千分之一，不過一旦併發重症沒有及早治療，死亡率很高，5 歲以下的小朋友尤其是重症高危險群。

臨床上在診斷手足口症的時候，從外觀無法區別是不是腸病毒 71 型引起的。現在有一種快速篩檢的試劑，敏感性約達八成，比流

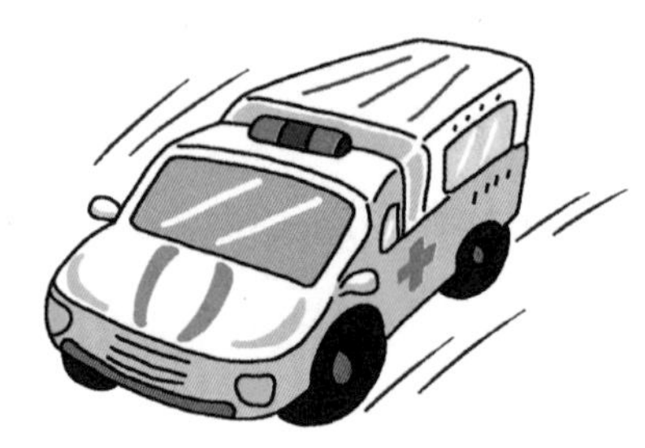

感快篩高，但需要抽血檢測，在各醫療院所間尚不普及。八成的敏感度雖已經不低，但值得注意的是，有兩成的 71 型腸病毒是驗不出來的。也就是說，即便檢驗陰性也不能排除 71 型腸病毒。那麼，既然 71 型腸病毒引起的是手足口症，是不是得疱疹性咽峽炎就安全了呢？不不不！！！疱疹性咽峽炎和手足口症是看圖說故事的臨床診斷，也就是說，只看到口腔水泡潰瘍就診斷為疱疹性咽峽炎，同時看到手掌腳掌水泡紅疹就診斷為手足口症。偏偏 71 型腸病毒很陰險，有時候手腳的紅疹很不明顯，會被診斷為疱疹性咽峽炎。另外，腸病毒 71 型以外的腸病毒也有很微小的機會會引發重症。

面對隱藏在腸病毒後的重症危機，一旦被診斷為腸病毒感染，無論是疱疹性咽峽炎或是手足口症，一定要注意患童有沒有出現重症的前驅症狀：持續發燒超過三天、意識不清、手腳無力、肌抽躍（突然間全身肌肉收縮，類似嬰兒時期的驚嚇反射）、持續嘔吐，嗜睡、活力不佳、呼吸急促

賴醫師の小叮嚀

腸病毒重症的前驅症狀

① 持續發燒超過 3 天
② 意識不清
③ 手腳無力
④ 肌抽躍（突然間全身肌肉收縮，類似嬰兒時期的驚嚇反射）
⑤ 持續嘔吐
⑥ 嗜睡
⑦ 活力不佳
⑧ 呼吸急促
⑨ 心跳加快

或心跳加快。其中嗜睡、活力不佳、呼吸急促或心跳加快若在燒退時仍持續表示情況更為危急。有以上任一症狀出現，一定要儘速就醫。

用酒精消毒真的有效嗎？

雖然是老生常談，但要免受腸病毒重症威脅，最有效的就是避免感染腸病毒。腸病毒跟腺病毒一樣沒有外套膜，噴灑酒精、使用乾洗手都拿它沒輒。手部衛生部分，建議可以多用肥皂洗手，或以市售的抗病毒液噴灑。

衣物應以熱水洗滌，或置於陽光下曝曬。環境消毒上，可將家庭用的漂白水 20c.c. 加入 1 公升自來水稀釋後使用，稀釋後的漂白水應在 24 小時內使用完畢。

08

與你勾勾纏的陰險傢伙

單純性疱疹病毒

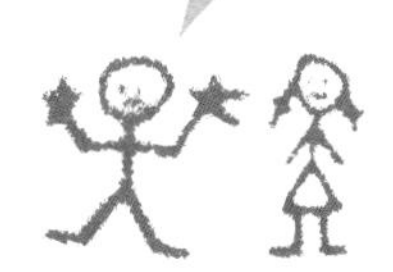

威脅性	★★★☆☆新生兒感染死亡率高
流行季節	無季節性
潛伏期	2-14天
典型症狀	疱疹性齒齦炎，嘴唇邊緣疱疹
診斷	臨床判斷、抗體檢測、病毒培養
治療	抗病毒藥，支持性療法
預防	勤洗手

單純性疱疹病毒分兩型，第一型主要侵犯口腔黏膜，第二型主要侵犯生殖器。這裡我們把主力放在介紹侵犯口腔黏膜，常需要跟腸病毒感染鑑別診斷的第一型疱疹病毒。

在壓力大、抵抗力下降的時候，有些人會反覆在嘴角出現疱疹，這就是一旦感染會與人勾勾纏一輩子的單純性疱疹病毒所引起。只要感染過單純性疱疹病毒，即便症狀都消失，它會一直躲在我們的身體裡伺機而動，當免疫大兵打瞌睡時就出來作怪。嘴唇邊緣疱疹就是躲在身體裡的病毒出來作怪的產物。

黏 TT 的單純性疱疹病毒其實是個忌憚免疫大軍的膽小鬼，不愛大張旗鼓的向免疫系統宣戰，偏好暗度陳倉。多數兒童第一次感染第一型疱疹病毒時是沒有症狀的，只有少數會出現血淋淋的疱疹性齒齦炎。因此大部份反覆發作嘴唇邊緣疱疹的人，大多不清楚自己是什麼時候被單純性疱疹病毒給纏上。

不論是第一次感染或是復發型感染如口角疱疹，病毒都會藉由口沫傳播。這個膽小鬼即便躲在我們身體再久，還是很怕引起免疫大軍注目，所以復發時也不一定有症狀，也就是說口角沒有疱疹的時候，口水裡還是可能有病毒。病毒存在就有傳染的可能性，一旦沒有症狀我們就很容易疏於防備，這就是單純性疱疹病毒陰險狡詐之處。

別跟你家的小寶貝啦舌

強調口水裡可能有病毒這件事，主要是要提醒家有小寶寶的爸爸媽媽多小心。很多爸媽看自己的寶貝因為疱疹性齒齦炎高燒、滿口鮮血、痛得什麼都吃不下，很是心疼，其實兇手往往就是周遭大人的口水，小朋友總是到處亂摸又愛把手放進嘴巴啃，疱疹病毒也是標準的病從口入。

疱疹性齒齦炎苦雖苦，通常一個多禮拜潰瘍癒合後，小朋友就又生龍活虎，但新生兒可不一樣。新生兒的免疫大軍由缺乏實戰經驗的菜鳥所組成，會被單純性疱疹病毒打的潰不成軍，感染後即便給予抗病毒藥物治療，死亡率還是居高不下，即便留得小命，也可能因為中樞神經被病毒攻擊留下癲癇、發展遲緩的後遺症。

只是新生兒還不會吃手，病毒從何而來呢？一部份是媽媽生殖器，在經由產道時感染。育齡婦女若曾經得過生殖器疱疹，一定要告知產檢醫師，懷孕過程中也要注意是否有感染或是復發。除了從媽媽的生殖器，另一個病毒來源就是愛的親親，特別是嘴對嘴的那種。雖然新生兒粉嫩的唇讓人好想啾下去，單純性疱疹病毒這個奸詐的膽小鬼可能就藏在大人的口水裡。在此我要嚴正呼籲，千萬別跟你家的小寶貝啦舌。

09 寒冬裡上吐下瀉慘兮兮

輪狀病毒與諾羅病毒

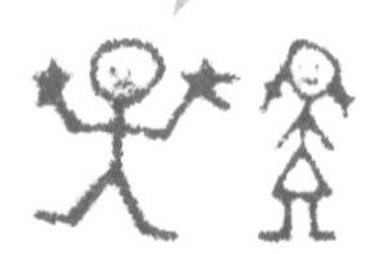

	輪狀病毒	諾羅病毒
威脅性	★☆☆☆☆	★☆☆☆☆
流行季節	冬天為主	冬天為主
潛伏期	1-3 天	12-48 小時
典型症狀	突發的嘔吐、發燒，1-2 天後開始水瀉	突然的噁心嘔吐、水瀉合併肚子絞痛
診斷	採糞便做抗原檢測	採糞便做抗原檢測
治療	支持性療法	支持性療法
預防	• 疫苗 • 勤用肥皂洗手（酒精乾洗手效果不好！），特別是處理食物之前	勤用肥皂洗手（酒精乾洗手效果不好！），特別是處理食物之前

「小朋友嘔吐」是每個媽媽的夢魘，特別是在寒冷的冬天，哭鬧不休的小朋友反覆吐的自己和媽媽一身，媽媽又要安撫孩子又要清洗更換衣服、床單，可說是苦不堪言。偏偏病毒性腸胃炎的兩大兇手——「輪狀病毒」與「諾羅病毒」都特愛在寒冷的天氣作怪，不可不防。

輪狀病毒和諾羅病毒一開始的症狀都是以「吐」和「發燒」為主，嘔吐症狀較為緩解後出現「水瀉」。除了嘔吐和腹瀉之外，輪狀病毒和諾羅病毒有時候會同時侵犯中樞神經，引起「痙攣」。

患者的嘔吐物和排泄物中都有大量的病毒，接觸後一定要用肥皂洗手，因為這兩隻病毒和腸病毒、腺病毒一樣沒有套膜，酒精對它們無效。要預防輪狀病毒還可以接種口服的自費疫苗，但需要在小朋友 8 個月大前接種完成，想讓小朋友使用疫苗的爸媽千萬不要錯過時機。

10 傳說中每個小孩都要得一次的燒高高病毒
玫瑰疹病毒

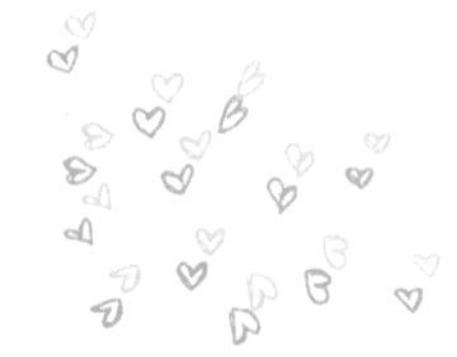

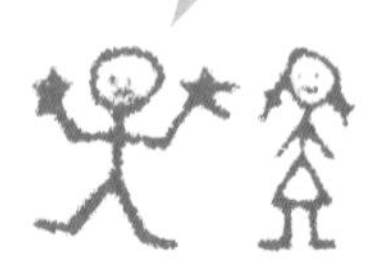

威脅性	★☆☆☆☆可能引起高燒、熱痙攣及腦炎
流行季節	全年
潛伏期	9-10天
典型症狀	玫瑰疹
診斷	典型症狀
治療	支持性療法
預防	呼吸道衛生、勤洗手

人類疱疹病毒第六型和第七型都可能引起玫瑰疹，第六型病毒還分6A、6B，絕大多數的玫瑰疹都是人類疱疹病毒6B型所引起的。一半的人在一歲以前感染過人類疱疹病毒第六型，2歲小朋友約有

八成感染過，4 歲前幾乎 100% 的人都感染過。感染人類疱疹病毒第六或第七型後約 90% 會有症狀，但不一定都是發玫瑰疹，可能只是發燒或是出現咳嗽、鼻涕、拉肚子、嘔吐等症狀，偶爾病毒會侵犯中樞神經系統，引起腦炎。

接觸小朋友前先洗手可預防感染

罹患玫瑰疹的小朋友常有 39、40℃以上的高燒，自責的爸爸媽媽常在診間問醫師，小朋友是如何感染到病毒的？會接觸的小朋友的人都可能是病毒的來源。上文提到四歲前幾乎 100% 的人都感染過，感染過的人偶而就會排出病毒，讓接觸的小朋友生病。

那該怎麼預防呢？其實感染過的人排出病毒時自身是無症狀的，所以盡量在接觸小朋友前洗手很重要。正被玫瑰疹病毒攻擊的小朋友有些會有呼吸道的症狀，所以如果托嬰中心或學校裡有小朋友發燒咳嗽，患童和其他小朋友最好都要戴口罩。

11 唯一會讓扁桃腺化膿的細菌
A 型鏈球菌

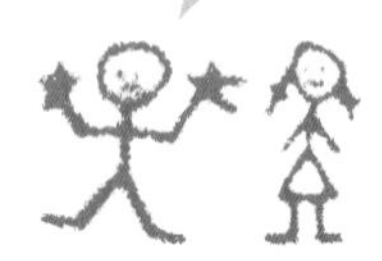

威脅性	★★☆☆☆ 感染可能併發腎絲球腎炎、高血壓、風濕熱和風濕性心臟病。偶爾會引起致命的壞死性筋膜炎和毒性休克症候群。
潛伏期	咽喉炎：2-5 天；膿疱症：7-10 天
典型症狀	不合併明顯咳嗽鼻涕的化膿性扁桃腺炎、猩紅熱
診斷	臨床判斷、快速篩檢、細菌培養
治療	抗生素
預防	勤洗手

A 型鏈球菌是唯一會引起扁桃腺化膿的細菌。因為細菌比病毒笨重且行動遲緩，當 A 型鏈球菌感染咽喉時，它懶得往上爬到鼻腔或是往下溜到氣管，所以 A 型鏈球菌引起的扁桃腺炎不會合併明顯的鼻涕或咳嗽。

罹患 A 型鏈球菌扁桃腺炎應接受 10 天完整療程的抗生素，避免併發風濕熱及風濕性心臟病。風濕性心臟病是個不怕一萬只怕萬一的併發症，雖然未完成抗生素療程不一定會發生，一旦發生可引起需要開心手術才能修補的心臟瓣膜受損。

偶爾，猩紅熱會伴隨 A 型鏈球菌扁桃腺炎發生，除了扁桃腺發炎化膿之外，患者全身紅疹，疹子摸起來就像砂紙一樣粗粗的。紅疹的產生來自於 A 型鏈球菌釋放的紅皮毒素，並非每隻 A 型鏈球菌都會分泌這種毒素。

A 型鏈球菌除了從咽喉侵犯人體之外，還會能從皮膚的傷口進攻，侵犯淺層皮膚會引起膿疱症或丹毒，當它往深處鑽，會造成嚴重需要截肢的壞死性筋膜炎。另外，無論 A 型鏈球菌是走水路咽喉或陸路皮膚侵入人體，都有可能釋放超級抗原毒素，引起高度致命的毒性休克症候群。

綜上所述，A 型鏈球菌雖不是個招招致命的武林高手，一旦出狠招卻儘是往死裡招呼（**壞死性筋膜炎、毒性休克症候群**）。即使一開始沒下重手，若我們輕忽咽喉炎沒有完成治療，一旦併發風濕性心臟病也絕不是好對付的。診斷上有快速篩檢可用，有經驗的醫師臨床判斷也很可信。確診仰賴細菌培養。只要在發病後九天內開始使用抗生素，並完成 10 天療程，就可以預防風濕熱和風濕性心臟病的。A 型鏈球菌的治療很容易，它幾乎沒有抗藥性，重點是要遵循醫囑完成療程。

12 長江後浪推前浪的殺手世家 肺炎鏈球菌

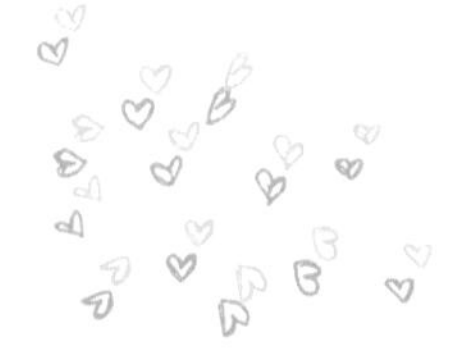
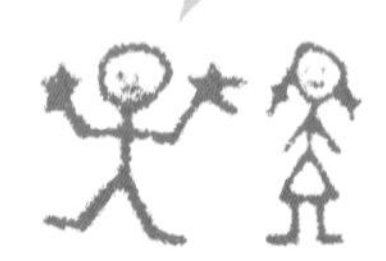

威脅性	★★★★★
流行季節	冬天、春天
潛伏期	變異很大，最短 1-3 天
典型症狀	鼻竇炎、中耳炎 侵襲性肺炎鏈球菌感染：肺炎、腦膜炎、敗血症
診斷	脊髓液快速抗原檢測、尿液快速抗原檢測、細菌培養
治療	抗生素，必要時外科手術
預防	疫苗，呼吸道衛生、勤洗手

肺炎鏈球菌是各年齡層肺炎的頭號凶手，幼兒是它的頭號目標。目前已知的肺炎鏈球菌血清型有 90 種以上，是一個相當龐大的殺手家族。這殺手一家並非僅瞄準肺部攻擊，鼻竇炎、中耳炎，以及會危及生命的腦膜炎、敗血症也跟它們脫不了干係。我們最想

防患於未然的是侵襲性肺炎鏈球菌感染症，也就是肺炎鏈球菌侵入原本應該為無菌的部位，引起敗血症、肺炎、腦膜炎等會有嚴重併發症甚至死亡的感染。

愛呷幼齒的肺炎鏈球菌喜歡住在人類的鼻咽部。鼻咽部帶菌比例以嬰幼兒最高，當局部免疫力下降，例如病毒入侵上呼吸道時（**也就是感冒時**），它就逮住機會入侵人體引起各式感染症。屬上呼吸道的鼻竇、中耳都是肺炎鏈球菌愛作怪的地方，但只要施以適當的抗生素治療都不難痊癒。當這殺手攻擊起肺部，不辱盛名，確實有它的一套，狠起來會造成肺部組織嚴重壞死，甚至形成肺膿瘍，此時單靠抗生素不夠，得請出外科醫師的手術刀才行。家族裡更有些狠角色一出手就想取人性命，引起腦膜炎和敗血症。在進步的現代醫學下，病人小命或許可保，卻可能有失聰等嚴重後遺症產生。

治療肺炎鏈球菌感染以抗生素為主力，但這殺手一家可不是省油的燈，見招拆招地發展出抗藥性，使得治療難度日益提高。目前雖不至無藥可醫，但治療有難度，必須根據不同的感染部位、藥物敏感性給予適當的藥物和劑量。

早期診斷很重要。懷疑腦膜炎時，需要抽取脊髓液做檢查，將抽出來的脊髓液做快速抗原檢測可以快速診斷肺炎鏈球菌。尿液抗原檢測在臨床上應用廣泛，採檢容易之外又能快速得到結果，常應用在肺炎患者。值得一提的是尿液抗原檢敏感度很高但專一性稍低，只要體內有肺炎鏈球菌，不管它是安分地在鼻咽部住著或是跑到肺裡大搞破壞，尿液抗原檢測都會呈現陽性。反之，若是尿液抗原檢測陰性，幾乎可以排除肺炎鏈球菌感染。

現今的醫學科技豈容許肺炎鏈球菌恣意猖狂，疫苗應運而生。疫苗是預防肺炎鏈球菌感染最有效的方法，各種不同的肺炎鏈球菌疫苗我們後頭詳述，現今還沒有一支疫苗可以通殺肺炎鏈球菌全部的血清型。7 價疫苗是第一隻可以施打在 2 歲以下幼兒的肺炎鏈球菌疫苗，可以預防 7 種血清型的肺炎鏈球菌感染，它的研發是針對當時最常見的血清型，在美國上市且全面施打於幼兒後，侵襲性肺炎鏈球菌的感染明顯下降。但肺炎鏈球菌這個人才濟濟的大家族可不坐以待斃。

幼兒因為注射疫苗產生抗體，7 種血清型在他們的鼻咽部住不下去，別說要等免疫力下降時趁虛而入。但肺炎鏈球菌不想拱手讓出這舒適的地方，當家族裡的 4、6B、9V、14、18C、19F、23F 被盯上了不能使壞，換其它的血清型來顧地盤。在 7 價肺炎鏈球菌上市數年後，7 種血清型以外的肺炎鏈球菌感染愈來愈多，所以說這是一個長江後浪推前浪的殺手世家。

肺炎鏈球菌的傳染主要透過呼吸道的分泌物，雖然細菌動作不像病毒那麼快而有效率，但長期密切接觸還是很容易傳染，擁擠的幼兒園可說是細菌傳播的溫床。疫苗之外，預防肺炎鏈球菌的感染還要注重呼吸道衛生與多洗手。

琳瑯滿目的肺炎鏈球菌疫苗

	10 價接合型疫苗	13 價接合型疫苗	23 價莢膜多醣體疫苗
涵蓋的肺炎鏈球菌血清型	1、4、5、6B、7F、9V、14、18C、19F、23F 可同時預防非 B 型嗜血桿菌感染	1、3、4、5、6A、6B、7F、9V、14、18C、19A、19F、23F	1、2、3、4、5、6B、7F、8、9N、9V、10A、11A、12F、14、15B、17F、18C、19F、19A、20、22F、23F、33F
接種時程（依接種第一劑年紀）	6 週 -6 個月大：接種第一劑後各間隔一個月以上接種第二劑和第三劑，12-15 個月大時接種第四劑	2-6 個月大：接種第一劑後各間隔一個月以上接種第二劑和第三劑，12-15 個月大時接種第四劑	2 歲以上：接種一劑，肺炎鏈球菌高危險群可在五年後追加第二劑
	7-11 個月大：接種第一劑後間隔一個月以上接種第二劑，12 個月 -23 個月大時接種第三劑	7-11 個月大：接種第一劑後間隔一個月以上接種第二劑，12 個月大以後接種第三劑	
	12-23 個月大：接種第一劑後間隔二個月以上接種第二劑	12-23 個月大：接種第一劑後間隔二個月以上接種第二劑	
		2 歲以上：接種一劑	
接種禁忌	發燒或患有急性中重度疾病 先前接種此疫苗曾發生嚴重過敏反應		2 歲以下幼兒，發燒或患有急性中重度疾病；對疫苗內任何成分過敏者
可能副作用	發燒、注射部位紅腫疼痛，哭鬧不安、嗜睡、食慾不振		注射部位紅腫疼痛，偶爾低燒

上表列出目前市面上三種肺炎鏈球菌疫苗，疫苗的價數對應的是它可以預防的血清型數。在介紹肺炎鏈球菌的時候我們提到，7價肺炎疫苗推動了肺炎鏈球菌這個殺手世家內的世代交替，7 價肺炎鏈球菌疫苗上市數年後，7 價以外的血清型感染愈來愈多。疫苗專家們沒有坐以待斃，涵蓋更多血清型的 10 價和 13 價疫苗接連上市鞏固防線。

肺炎鏈球菌依其製作方法分為莢膜多醣體疫苗和接合型疫苗。最早上市的肺炎鏈球菌疫苗是 23 價莢膜多醣體疫苗，雖然保護的型別最多，但它不能接種在殺手最愛攻擊的 2 歲以下幼兒，保護力又會隨著時間變差，因此才有接合型疫苗的研發。

7 價接合型疫苗上市後，侵襲性肺炎鏈球菌感染明顯下降後又緩步上揚，為了因應肺炎鏈球菌殺手世家內的世代交替，陸續又有 10 價和 13 價接合型疫苗的問世。這場肺炎鏈球菌與疫苗的戰爭還在持續進行中，但所有的資料都告訴我們，打疫苗可以減少侵襲性肺炎鏈球菌的感染，小兒科醫學會一直努力推動將肺炎鏈球菌疫苗納入公費接種。目前全國小朋友在滿 1 歲以後，可以至各大醫療院所接種兩劑公費 13 價肺炎鏈球菌疫苗。

因為致命的肺炎鏈球菌侵襲性感染主要發生在 5 歲以下幼兒和 65 歲以上的老人，在接合型肺炎鏈球菌疫苗上市後，23 價肺炎鏈球菌疫苗主要應用接種於長者，以及因免疫不全成為肺炎鏈球菌感染高危險群的兒童或成人。幼兒接種以接合型疫苗為主，讓爸媽頭大的問題來了，10 價 13 價該如何選擇？ 7 價接合型疫苗上市後，非疫苗涵蓋的血清型感染逐漸增加，其中引起最多侵襲性肺炎鏈球菌感染症的是血清型 19A。

由上表可知，13 價疫苗有涵蓋 19A 血清型，10 價疫苗沒有，但某些研究顯示 10 價疫苗對 19A 可能有部分保護力。整體而言，對 19A 的保護效果仍屬 13 價疫苗有較多理論與實證上的支持。那 10 價疫苗的價值在哪呢？ 10 價疫苗可以同時預防非 B 型流感嗜血桿菌的感染，因此它預防中耳炎的效果比 13 價肺炎鏈球菌疫苗來的好。

我知道大家看到這裡又一頭霧水了，綜上所述，10 價疫苗和 13 價疫苗可謂各擅勝場，政府選擇在 1 歲之後補助兩劑 13 價疫苗，基於早打早保護的原則，1 歲前可以自費選擇 10 價或 13 價疫苗施打，選擇上若有疑義，可以與你的小兒科醫師進一步討論。

13 非典型肺炎的代表
肺炎黴漿菌

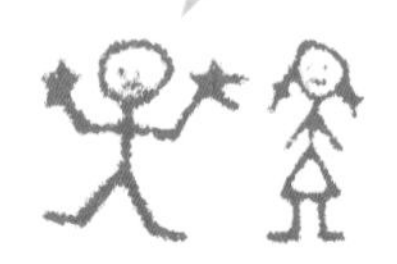

威脅性	★★☆☆☆引起不易治癒的久咳或呼吸道症狀，少有生命威脅
流行季節	全年
潛伏期	7-21天
典型症狀	上呼吸道感染，急性氣管炎，肺炎
診斷	臨床懷疑，檢驗血中抗體可以確診
治療	支持性療法，抗生素可縮短肺炎病程
預防	呼吸道衛生、勤洗手

黴漿菌是個很奇特的細菌，尺寸、結構跟病毒類似，無法用一般的細菌培養基培養，卻仍屬於細菌這個大家族。其中，肺炎黴漿菌是唯一在人類呼吸道有致病能力的菌種，它不像肺炎鏈球菌愛呷幼齒，2 歲以前鮮少被感染。

肺炎黴漿菌活動也像病毒一樣靈活，可以引起整個上呼吸道感染，症狀跟病毒引起的感冒很像，會發燒、頭痛、喉嚨痛，但鼻子症狀通常不明顯。當肺炎黴漿菌順著呼吸道往下滑造成氣管炎，就會出現咳嗽及聲音沙啞的症狀。約有 10% 的肺炎黴漿菌不枉其名，特別咕溜，會滑到肺部，引起非典型肺炎讓患者連咳 3-4 周。

非典型肺炎症狀較肺炎輕微

非典型肺炎是指相對於肺炎鏈球菌等細菌引起嚴重的「典型肺炎」，主要由肺炎黴漿菌和病毒引起。非典型肺炎的症狀較輕微，患者精神活力食慾尚可，少有高燒或需要住院的情形。抽血檢查少見白血球增多或發炎指數明顯上升。胸部 X 光的表現以雙測浸潤的支氣管肺炎為主。由於症狀較輕微，我們俗稱非典型肺炎為「會走路的肺炎」，雖然肺部受到感染，患者依舊活蹦亂跳。

肺炎黴漿菌的診斷主要仰賴臨床判斷，確診需要抽血驗抗體，且有時抽一次不夠，需間隔一段時間抽第二次才能確診，等結果出來往往已好了大半。肺炎黴漿菌引起的上呼吸道感染或氣管炎不需抗生素治療就可以自行痊癒。它引起的肺炎是否要積極使用抗生素目前專家仍未達成共識。肺炎大多會自行慢慢康復，不過使用抗生素可以縮短病程並減少傳染。肺炎黴漿菌的感染與支氣管敏感有一定程度的相關，注意呼吸道衛生與勤洗手可以避免飛沫接觸傳染，也許可以減少過敏被誘發的機會。

14 看不到，但依舊存在
百日咳菌

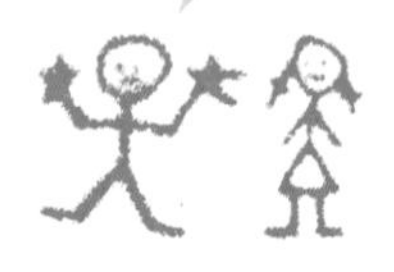

威脅性	★★★☆☆會讓嬰兒呼吸暫停、發紺，可能造成死亡
流行季節	全年
潛伏期	7-10 天
典型症狀	黏膜期：輕微感冒症狀，約 1-2 週 陣發期：陣發性的連續咳嗽，持續 1-2 個月 恢復期：咳嗽漸漸好轉
診斷	臨床懷疑，需通報疾管局以細菌培養、聚合酶連鎖反應及抗體檢驗確診
治療	及早在黏膜期給予抗生素可減輕症狀，陣發期後用藥可降低傳染力
預防	・疫苗 ・呼吸道衛生、勤洗手

每次遇到疑似百日咳的患者，患者或家屬常很疑惑地表示「打過疫苗了啊」。是的，打過疫苗還是有可能得到百日咳。接種疫苗後 5-10 年內，抗體就會漸漸消失。

台灣現行公費疫苗接種，最後一次接種百日咳疫苗是上小學前（**減量破傷風白喉非細胞性百日咳及不活化小兒麻痺混合疫苗**），以致青少年後對百日咳的防護力就不足。美國、澳洲、日本近幾年都有發生過百日咳大流行。雖然缺乏媒體報導，台灣每年都有為數不少百日咳的確診病例。

保護嬰幼兒免於百日咳侵襲

百日咳的病程分三個階段，剛開始發病跟一般感冒幾乎無法區分（**黏膜期，歷時 1-2 週**），之後是陣發性地咳到臉紅脖子粗（**陣發期**），這種會讓人胸痛、嘔吐的瘋狂咳嗽，大約要持續 1-2 個月，才進入恢復期。

值得家長們更注意的是，百日咳在嬰兒的表現除了嚴重的咳嗽之外，還有停止呼吸跟發紺。在黏膜期就投予抗生素治療可以減輕症狀，若開始狂咳才治療則對症狀緩解效果不佳，但可以降低傳染力。除非有百日咳的接觸病史，要在黏膜期就診斷出百日咳很不容易，確診需要採檢送到疾病管制局的實驗室檢查，因此臨床上有懷疑時可以先給藥並提醒患者親密接觸者小心防範，家有嬰幼兒時應考慮預防性用藥。

百日咳最容易引起併發症甚至死亡的年齡層就是嬰兒，咳嗽和停止呼吸可能造成嬰兒嘔吐、無法進食、缺氧甚至痙攣。由此可知，預防嬰兒免受百日咳侵襲非常重要。嬰兒接種百日咳疫苗（**白喉破傷風非細胞性百日咳、B型流感嗜血桿菌及不活化小兒麻痺五合一混合疫苗**）的時程是2、4、6個月大和1歲半，保護力隨著疫苗接種劑次上升。

疫苗接種要在適當的時機並需要一定的間隔，也就是說我們無法一下子把小嬰兒對百日咳的戰力提升到滿點。那該怎麼辦呢？把會跟小嬰兒親密接觸的家人戰力補到最強。很少總統具備與刺客近身肉搏的能力，但身邊隨扈須具備保護總統的能力。小嬰兒的家人就像他的隨扈，如果家人對百日咳有保護力，就不會傳染百日咳給他。因此在家庭迎接新生命的同時，家庭成員，特別是與嬰兒最親近的媽媽，可以考慮自費接種百日咳疫苗。孕婦如果在第三孕期接種，體內的抗體還可以經由臍帶傳給肚子裡的寶寶。3-15會介紹的多合一疫苗裡，就包含百日咳疫苗。

15 引起鼻竇炎、中耳炎、肺炎的其他兇手 流感嗜血桿菌和卡他莫拉菌

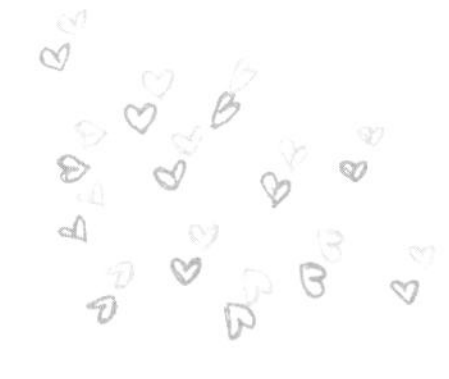

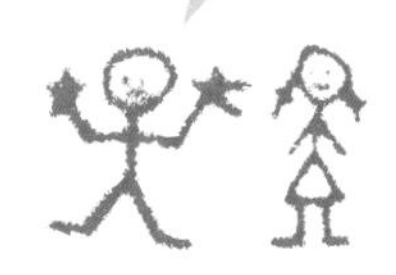

	流感嗜血桿菌	卡他莫拉菌
威脅性	非B型流感嗜血桿菌★★★☆☆ B型流感嗜血桿菌★★★★★	★★☆☆☆
流行季節	全年	
潛伏期	未知	
典型症狀	非B型流感嗜血桿菌：鼻竇炎、中耳炎、肺炎 B型流感嗜血桿菌：肺炎、腦膜炎、會厭炎	鼻竇炎、中耳炎
診斷	細菌培養 B型流感嗜血桿菌腦膜炎：脊髓液快速抗原檢測	細菌培養
治療	抗生素治療	
預防	・呼吸道衛生、勤洗手 ・疫苗	

和肺炎鏈球菌一樣，流感嗜血桿菌和卡他莫拉菌平常定居在人類的鼻咽部，在局部免疫力下降（**例：病毒入侵時**）伺機侵入人體。我們的鼻咽部長期處在戰國時代，上述細菌三強鼎立，彼此競爭。

近年來肺炎鏈球菌疫苗被廣泛使用，大大削弱肺炎鏈球菌的戰力，此消彼長，流感嗜血桿菌和卡他莫拉菌在鼻咽部的勢力變大，晉升為鼻竇炎、中耳炎和肺炎的重要兇手。

流感嗜血桿菌這名字常讓人懷疑它和流感病毒有沒有親戚關係？答案是：「沒有」，流感嗜血桿菌是細菌，流感病毒是病毒，菌毒殊途，兩者八竿子也打不著。克流感只對流感病毒有效，治療流感嗜血桿菌感染，用的是對抗細菌的抗生素喔。

流感嗜血桿菌可依其兇狠程度分成一枝獨秀的 B 型嗜血桿菌和非 B 型嗜血桿菌一夥。值得慶幸的是，兩者都有疫苗可以預防，分別隱身於五合一疫苗和 10 價肺炎鏈球菌疫苗裡。B 型嗜血桿菌本性兇殘，若未能及早治療，會厭炎或腦膜炎都可快速取人性命。

如同肺炎鏈球菌，懷疑細菌性腦膜炎時，可以藉由脊髓液的快速抗原檢測早期診斷 B 型嗜血桿菌腦膜炎。公費接種的五合一疫苗中就含有 B 型嗜血桿菌疫苗。非 B 型嗜血桿菌一夥和卡他莫拉菌個性接近，屬溫和派，但它們同是造成小朋友反覆鼻竇炎、中耳炎的罪魁禍首。非 B 型嗜血桿菌還會引發肺炎。目前尚未有針對卡他莫拉菌的疫苗，10 價肺炎鏈球菌疫苗裡則有預防非 B 型嗜血桿菌的成分。

B 型流感嗜血桿菌和百日咳疫苗，藏在多合一疫苗裡

接種時程	五合一疫苗（白喉破傷風非細胞性百日咳、B 型流感嗜血桿菌及不活化小兒麻痺五合一混合疫苗）	二個月，四個月，六個月，一歲半（目前因國際缺貨暫調整至 2 歲三個月）
	四合一疫苗（減量破傷風白喉非細胞性百日咳及不活化小兒麻痺混合疫苗）	滿五歲至上小學前
	三合一疫苗（減量破傷風白喉非細胞性百日咳混合疫苗）	第三孕期
接種禁忌	• 發燒或正患有急性中重度疾病 • 先前接種相關疫苗或對疫苗任何成分曾發生嚴重過敏反應 • 接種含百日咳疫苗後 7 天內曾發生腦病變，且無其他可解釋病因者	
可能副作用	接種後 1-3 天可能發生注射部位紅腫、酸痛，哭鬧不安、疲倦、食慾不振、嘔吐或發燒	

個性兇殘的 B 型流感嗜血桿菌看準免疫系統不成熟的幼兒好欺負，主要攻擊 5 歲以下的幼兒，3 個月到 3 歲這年齡層是它的最愛，引起腦膜炎之後非死即傷。排定 2 個月大開始接種的五合一疫苗中

就包含 B 型流感嗜血桿菌疫苗。最後一劑包含 B 型流感嗜血桿菌的五合一疫苗原排定在 1 歲 6 個月接種，因應目前國際缺貨調整至 2 歲 3 個月跟第三劑日本腦炎疫苗一起接種。

百日咳菌大小通吃，所以五合一、四合一、三合一疫苗中都含有百日咳疫苗。上小學前應完成接種的五合一和四合一疫苗都屬公費疫苗。雖然老幼不拘，百日咳對小嬰兒殺傷力還是最大，孕婦或其他家人可以應用包圍戰法，在第三孕期或產後接種含有百日咳疫苗成分的三合一疫苗，以免不小心得到百日咳，進而把百日咳菌傳染給脆弱的新生兒。

孕媽咪若在第三孕期接種百日咳疫苗，產生的抗體還能經由臍帶傳到胎兒體內，如此一來，嬰兒出生後至 2 個月施打第一劑五合一疫苗前，體內也有百日咳抗體保護。

總結，B 型流感嗜血桿菌和百日咳疫苗一起隱身在多合一疫苗之中，父母一定要按照時程帶小小孩去接種。滿 5 歲後因為不再是侵襲性 B 型流感嗜血桿菌感染的高危險群，五合一剔除了 B 型流感嗜血桿菌疫苗變四合一。孕產婦還可以考慮自費施打三合一疫苗，提升自己和寶寶對百日咳的防禦力。

16 細菌性腸胃炎的頭號戰犯 沙門氏菌

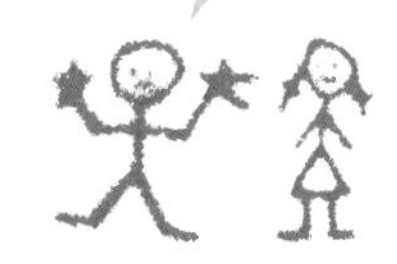

威脅性	★★★☆☆
流行季節	夏天
潛伏期	非傷寒沙門氏菌：6-72 小時 傷寒桿菌：3-30 天
典型症狀	非傷寒沙門氏菌：腸胃炎、菌血症、腦膜炎、骨髓炎 傷寒桿菌：傷寒
診斷	細菌培養（血液、大便）
治療	支持性療法為主，必要時使用抗生素
預防	食品衛生、勤洗手、疫苗（傷寒）

丁丁快滿 1 歲了，連續 3 天高燒，幾乎每 3 個小時就燒一次，半夜甚至燒到 40℃。就診前 1 天開始腹瀉，一天 5-6 次，糞便帶有

黏液和血絲，還有一股腥臭味。丁丁的胃口變得很差，體重從 9.1 公斤掉到只剩 8.6 公斤。可能因為肚子痛的關係，常會突然大哭。醫師判斷有中度的脫水，必須住院治療。住院後隔天燒退，大便細菌培養的結果發現是非傷寒沙門氏菌感染，雖然仍有腹瀉，丁丁的食慾逐漸恢復，總算又恢復生龍活虎。

類似 B 型嗜血桿菌，兩千多種沙門氏菌依戰鬥力分成傳染力滿點的傷寒桿菌，和傳染力略遜的非傷寒沙門氏菌們一夥。傷寒桿菌鎖定人類攻擊，引起的病症就是傷寒。它的潛伏期較一般的沙門氏菌長，約 3-30 天，而且更容易從血液裡培養出細菌。

傷寒的表現有高燒、頭痛、肌痛、腹痛、肝脾腫大、胃口不佳、身體出現紅疹，嚴重者還可能導致腸胃道出血、腸穿孔、瀰漫性血管內凝血等等。腹瀉只出現在三分之一的小孩身上，便祕也是可能會出現的表現。

傷寒桿菌之所以惡名昭彰是因為，感染者如果沒有接受適當治療，可能終生都具有傳染力，所幸國內現在每年只有零星個案。如果成人或 2 歲以上兒童要到傷寒的疫區長期停留，建議出國前，提早 14 天以上施打傷寒疫苗，到了當地一定要注意食品衛生和勤洗手。若不幸被感染，需接受抗生素治療。

非傷寒沙門氏菌是台灣細菌性腸炎最常見的原因，分布在家禽、家畜、魚、蛋、乳品、豆芽等食物上。它適合在4-48℃之間生存，尤其喜歡35-37℃的溫度，因此感染在夏天最為常見。成人的胃酸可以殺死大部分的沙門氏菌，在正常情況下，要吃進大量的細菌才會致病。

不過有時較少量的沙門氏菌，也會利用食物當作掩護以通過胃部，就像藏身於特洛伊木馬一樣，抵達腸道後才出來大開殺戒。嬰幼兒特別容易被感染，一方面是因為胃酸較弱，一方面是因為常常把到處亂摸的髒手放進嘴巴，因此病從口入。

感染非傷寒沙門氏菌之後，有6-72小時的潛伏期，接著出現噁心、嘔吐、肚臍周圍或右下腹的絞痛與腹瀉。因為腸道黏膜受損，大便裡面可能出現黏液或血絲。百分之五的感染者會合併菌血症，細菌順著血流全身亂竄，可能引起腦膜炎及骨髓炎等併發症。

細菌性腸胃炎的治療以補充水分和電解質為主，不恰當地使用抗生素會把腸道原有的好菌都殺光，還會延長細菌從大便排出的時間。某些特殊情況下，使用抗生素是必要的，例如懷疑細菌跑到血液裡面、未滿3個月的嬰兒或是病情異常嚴重。

預防沙門氏菌感染，首先要避免吃生食或喝生水。沙門氏菌不耐熱，若將食物加熱到60℃以上15分鐘或煮沸5分鐘，就可以消滅沙門氏菌。日常生活中，生雞蛋是最容易暗藏沙門氏菌的地方。不要拿生雞蛋讓小孩把玩，就算是洗選蛋也不能保證完全無菌。生熟食分開處理、處理食物後和取用食物前要勤洗手等食品衛生要點，也要一併留心。

17 泌尿道感染 大腸桿菌、克雷白氏菌、變形桿菌

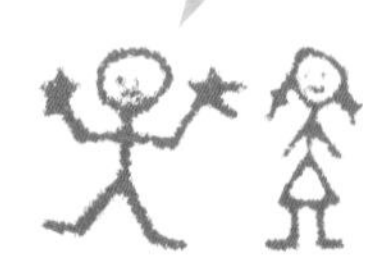

威脅性	★★★☆☆可能造成幼兒腎臟受損
流行季節	全年
典型症狀	頻尿，解尿疼痛有灼熱感，下腹痛，發燒
診斷	臨床症狀，尿液檢查，尿液培養
治療	抗生素治療
預防	適當地清潔會陰部，割包皮

1 歲多的小蘋是雙胞胎之一，已經連續發燒 3 天，沒有咳嗽、流鼻涕，也沒有吐或拉肚子。一開始，小蘋的媽媽覺得她看起來跟雙胞胎哥哥上個月發玫瑰疹前的樣子很像，但小蘋食慾愈來愈差，

人看起來愈來愈累，媽媽決定把她帶去就醫。

門診的陳醫師仔細檢查後認為小蘋身體沒有明顯異狀，便為她貼上尿袋收集尿液送檢。留尿的過程不大順利，因為小蘋拉扯尿袋，尿尿漏到尿布裡，門診護理師又為她重新消毒貼上第二個尿袋。這次小蘋的媽媽盯著不讓她再去摸尿袋，終於在到醫院 5 小時後，小蘋累到睡著時留到足以送檢的量。

初步尿液檢查結果顯示尿液裡有大量的白血球，陳醫師看了檢查報告後，告訴媽媽她應該是泌尿道感染，便開立口服抗生素讓小蘋回家。服用了 4 次抗生素後，小蘋的燒退了。退燒的隔天媽媽帶她去複診，陳醫師告訴媽媽小蘋這次發燒的原因是大腸桿菌引起的泌尿道感染。

當幼兒發燒持續 3 天以上卻沒有合併明顯的呼吸道或腸胃道症狀，醫師評估後可能會安排尿液檢查，以排除泌尿道感染的可能性。大人有泌尿道感染的時候會有頻尿、解尿疼痛、排尿時灼熱感等症狀。小朋友表達能力不足，包著尿布無法評估頻尿，診斷泌尿道感染一定要仰賴驗尿。偏偏包尿布的小朋友留尿不容易，很多家長常會在門急診等得不耐煩。

由於泌尿道感染絕大多數都是細菌所引起，需使用抗生素治療，所以請焦急的各位爸爸媽媽在這時候務必要耐心等候。若及時送檢，初步的尿液檢查就可以診斷 9 成以上的泌尿道感染，也會開始治療。確診以及知悉引起感染的細菌為何須待尿液培養結果，通常要3天以上。

既然確認是何種細菌引起至少要3天，那醫師如何在早期對症下藥呢？跟鼻咽部一樣，人類的會陰部也有三雄割據，分別是大腸桿菌、克雷白氏菌、變形桿菌。只要邊防看似有漏洞，會陰三雄就會揮軍進攻尿道這塊肥沃的土地，一旦突破表皮和免疫系統防線，就可以攻下城池，造成感染。當初步尿液檢查懷疑泌尿道感染，醫師會給予針對這會陰三雄的抗生素治療。不同於佔領鼻咽部的鼻咽三強，肺炎鏈球菌、流感嗜血桿菌和卡他莫拉菌喜歡沿著呼吸道往下滑引起肺炎；會陰三雄喜歡逆流而上，逆著尿往上游去侵犯腎臟，嚴重的腎臟發炎會造成幼兒永久的腎臟受損，不可不慎。

既然泌尿道感染可能對幼兒的腎臟造成永久傷害，是不是小朋友一發燒醫師就該開始留尿做檢驗呢？「不建議」，留尿會讓幼兒待在醫療院所的時間延長，接觸到其他病童的機會提高，可能因此感染到其他病毒或細菌，當醫師建議檢查時再做即可。

在預防方面，平常使用清水清潔小朋友的會陰部即可，千萬不要使用肥皂大力搓洗，過度清潔會傷害表皮，表皮受損等於是讓泌尿道少了一道防線，細菌大軍更容易長驅直入。雖然小男生的包皮很容易藏污納垢，清洗時也是輕推即可，用力過猛也會造成表皮受傷，小男生包莖的狀況會隨著年紀漸長自然改善。除非包莖嚴重又有反覆泌尿道感染，才考慮接受割包皮的手術預防泌尿道感染。

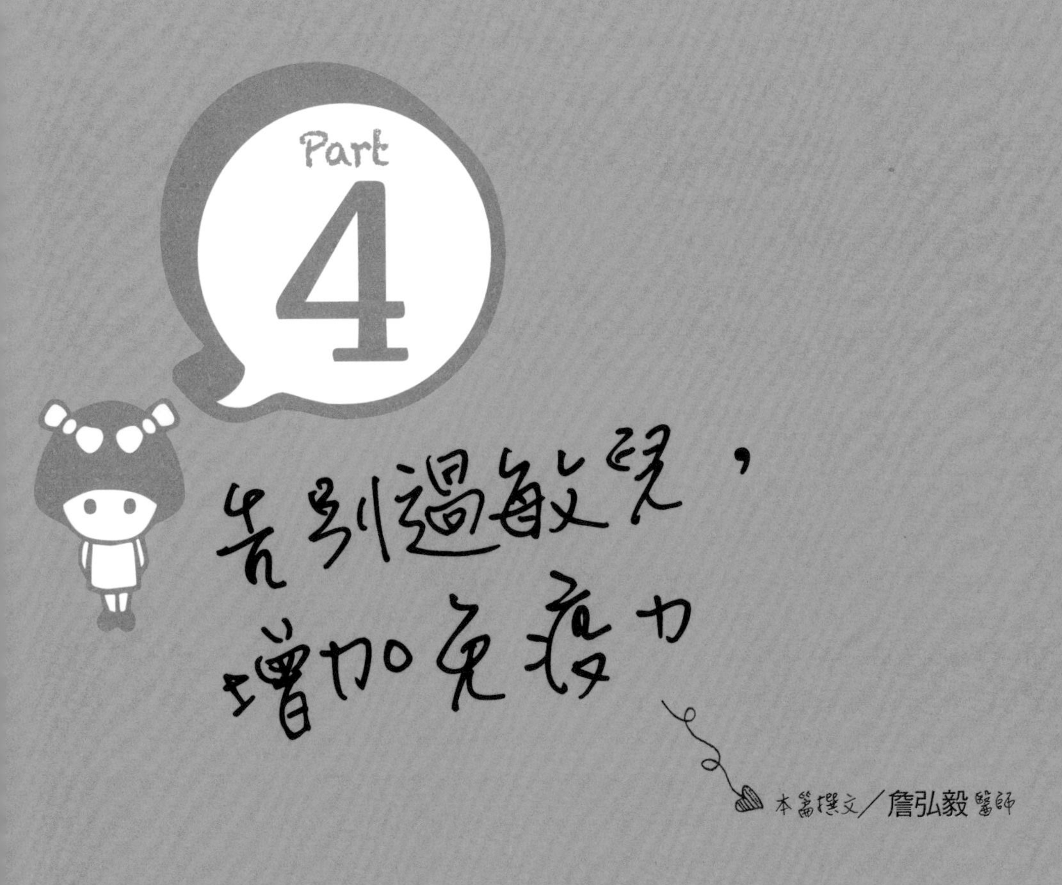

Part 4 告別過敏兒，增加免疫力

本篇撰文／詹弘毅醫師

皮膚過敏（異位性皮膚炎、蕁麻疹）、鼻子過敏、氣喘等，這些都是在過敏免疫門診經常見到的疾病，也是現代人常有的問題。當然造成的原因很多，除了環境之外，還有食安疑慮、各種汙染等。

父母在孩子成長的過程中，也常不斷面對感染和過敏的挑戰，然而這些疾病或是問題本身其實都脫離不了免疫系統的範疇，因此在進入各種過敏問題前，我們可以先從我們身體的「國防部」——免疫系統開始談起。

01 奧妙的免疫系統 淺談過敏與抵抗力

免疫系統是身體的第二道防線

「醫師我小孩怎麼常常生病阿？」

「醫師阿……為什麼我小孩過敏得這麼厲害啊？」

免疫系統對外負責抵抗所有外來物的入侵，對內負責清除身體壞掉或異常增殖的細胞，於外於內都是維持生理的重要角色。當外來的病原開始攻堅時，我們的第一道厚實的城牆，也就是外在的皮膚、體內的黏膜負責抵擋病原的入侵，同時產生很多的細胞激素和發炎物質，一邊阻擋敵人入侵，一邊通知後勤的免疫細胞開始要辨認這些外來的敵人，想出對策一一擊破。第二道防線就是產生許多特異性的抗體與免疫細胞，能夠準確辨認並且標記敵人，予以吞噬或毒殺，而主戰場則會淪為發炎最厲害的地方，產生紅熱腫痛等反應。所以當免疫系統功能不彰時，就會使病原輕易的長驅直入，造成嚴重致命的感染，臨床上我們稱為免疫不全症候群。

反之，當免疫功能過於旺盛時，則可能會錯認自己身體的細胞，或是將無害的蛋白質當作敵人，反而產生過多不必要的發炎反應，臨床上這就叫作自體免疫疾病或是過敏疾病了。免疫系統乃維持中庸之道，才不至於過猶不及，要維持這種微妙的平衡，其中的機轉之複雜，至今仍驅使免疫學者專家不停的鑽研。

如何增強免疫力？

所以到底我們該怎麼增強我們的免疫力呢？中國人甚愛食補、藥補，當然某些中醫理論確實有些改善免疫力或過敏體質的方式，但有些草藥會使免疫功能過分活化，反而誘發自體免疫疾病（**如紅斑性狼瘡、血管炎等等**）出現。因此若要尋求這方面的資訊，一定要找合格的中醫師方能得到專業且安全的建議。

另外，國內並沒有專門評估藥草、健康食品功效及通報副作用的專門機構，報章雜誌廣告電台以及購物頻道充斥著一些毫無科學根據的廣告，卻刻意忽略副作用的報導，「先講求不傷身體，再講求療效」似乎都不是這些公司所考量的，因此切勿聽信網路謠言，道聽塗說而冒險讓孩子做白老鼠。

我們可以替孩子做到的大方向有以下三點：

①別怕生病，主動防疫

很多家長都有這樣的經驗，剛送孩子去上幼稚園就是噩夢的開始，可能半年到一年間都是大小病不斷，找醫師看病像打卡上班一樣，對於家長的心理壓力都很大，但其實這個階段家長可以把它視為免疫力的訓練期，身體的國防部必須要有作戰經驗才會越來越強，藉由不同病原的感染，讓身體漸漸的備好各式抗體好面對未來的再次感染，放長遠來看都是好的。

而對於過敏，學界一直有所謂的「清潔理論」，亦即適度的病原菌感染有助於調整免疫系統，導向非過敏的免疫反應。當然感染的大前提還是得預防嚴重併發症的發生，因此還需要和醫師配合，不怕孩子生病，但要讓孩子安全的度過每個感染，使免疫力更強。另外有些疫苗的研究也顯示有減低過敏機會發生的效果，因此按時接種疫苗也是增強抵抗力以及減少過敏的方法之一。

② 均衡飲食，多元攝取

對於食補，父母總希望給孩子最好的，但在此則必須強調「均衡」二字，誠如一些研究發現含 omega-3 脂肪酸的魚類，如鮭魚、鮪魚、鯖魚等，可以改善過敏發炎，但鮭魚、鮪魚位於食物鏈頂端，食用太多則可能同時吃入太多殘留重金屬。另外，維生素 E 也有助於製造抗體，增加免疫細胞的活性，具有抗氧化效果，維生素 B2、B5、B6 及葉酸則與抗體製造及維持細胞黏膜健康等免疫功能有關，但是許多研究也指出，大量攝取這些維生素其結果卻不如預期。

除了吃進好的東西，我們也要小心吃進不好的東西，尤其是現在台灣的社會環境，人工添加物和黑心商品很多，諸如塑化劑、漂白劑如亞硫酸鹽類、地溝油等，都跟小兒過敏發生有關，亦不可謂不慎，所以不要讓孩子偏食，攝取過量同樣的食物或調味料。總之，放平常心給孩子均衡且多元的飲食，就足夠維持正常免疫功能了。

③ 適度且規律的運動

許多研究指出中等強度且規律的運動可以增強免疫細胞以及抗體的生成，並且可以減少發炎物質的產生，因此，不僅能降低呼吸道感染的機會，其抗發炎的特性更可間接減少呼吸道過敏的症狀。雖然如此，太過劇烈或高強度的運動卻會使免疫力下降，使免疫細胞較傾向過敏反應，反而是反效果。**所以運動本身還是要把握著中庸之道方能得到最大的效益喔。**對於過敏的預防與改善過敏體質還會在之後的章節跟各位介紹。

02 一朝過敏，終身過敏？關於過敏疾病的自然病程

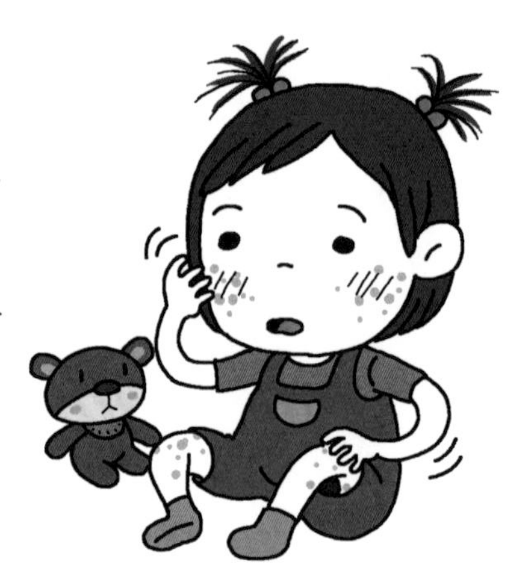

媽媽帶1歲的小花來到診間，傷心泣訴小花已經看過很多醫師，醫師都說她得了異位性皮膚炎，也就是個過敏兒，難道她就永遠要與過敏為伍了嗎？醫師安慰媽媽，其實過敏也是有可能會隨著年紀變化以及不同的病症有所差別的，不一定就會永遠這樣。

什麼是過敏體質？

說到過敏，很多家長或醫師喜歡把「過敏體質」這個詞掛在嘴邊，但到底什麼是過敏體質呢？免疫系統又如何被誘發出過敏的疾病呢？簡單來說，過敏體質其實就是先天的基因變化，各種免疫環節基因有變化都有可能，可以是身體的屏障基因缺失，或是某些細胞功能或抗體基因的變化容易導向產生過敏反應。

所以可想而知，過敏體質是會遺傳的，根據調查，如果雙親都有過敏的症狀或體質，則孩子身上有可能超過六成的機會同樣有過敏的問題。這結果聽起來似乎令人沮喪，畢竟基因天注定，我們不能改變甚麼，但別忘了，不只是基因，後天環境過敏原的持續刺激，才是催化這些基因開啟的重要關鍵。

在孩子免疫系統不斷成熟的過程中，若能減少這些基因開關打開的機會，或是能夠啟動與之拮抗的免疫耐受機制，自然不會產生這麼多惱人的症狀了。能夠了解這點，就能知道防止環境過敏原的持續刺激對於過敏疾病的病程是多麼的重要了。

過敏進行曲，你聽過了嗎？

大家也許有聽說過過敏兒有著所謂的「過敏進行曲」，也就是在一歲前的階段主要的過敏疾病為過敏性腸胃炎和異位性皮膚炎，而過了兩歲，漸漸的有些鼻子眼睛的搔癢，即是所謂的過敏性鼻炎和結膜炎的產生，而到了三歲，慢慢地夜咳厲害，感冒咳嗽拖得個把個月，則要小心氣管過敏的問題了。

會有這樣的現象其實也和寶寶免疫系統的成熟與外界環境的刺激有著密不可分的關係，在嬰兒階段，最開始接觸到的過敏原就是從嘴巴進去的，因此最先有的過敏症狀多在腸道以及過敏原隨著全身循環表現症狀在皮膚上。隨著年紀增長，接受的呼吸道病毒感染機會變多，以及室外活動漸增，吸入型的過敏原就容易誘發鼻子和氣管的過敏。所以有些爸媽很緊張的看到 3-4 個月大的娃娃流點鼻水就抱來問說是不是過敏，基於上述的理論，醫師當然會打回票啦！當然每個寶寶的表現都不太一樣，也不是一個理論放諸皆準，不過如果家長有這樣的概念，可以先了解不同的年齡觀察的重點。

異位性皮膚炎——來得快去得快

50% 的異位性皮膚炎孩子 1 歲前就會發病，主要表現在臉頰、脖子、身體、手肘膝蓋外側有著紅紅乾癢的疹子；剩下 30% 的孩子 1-5 歲時會被診斷出來，有些年紀大點的孩子會發生在肘窩或是膝蓋窩等皮膚皺褶處。

異位性皮膚炎大多不會陪孩子一輩子，有研究追蹤異位性皮膚炎的寶寶到青春期大約有 65% 會改善，20% 會完全緩解，這可能跟免疫抑制系統成熟以及口服耐受性的成熟有關，所以爸媽也毋須太過驚慌，只要在 1-2 歲前做好症狀和環境過敏原的控制，大多數的情況會慢慢變好。不過仍有 15% 的孩子會一路陪伴到成人，這些孩子通常症狀以及侵犯的範圍較廣且嚴重，影響生活品質甚鉅，病灶處也相當程度會影響到孩子的自信。

雖然大多數的異位性皮膚炎可獲得好轉，但是到成人階段可能還是有復發的機會，所以日常生活的皮膚保養對於曾有過異位性皮膚炎的患者來說，無論何時都是非常重要的。

鼻子過敏——跟你長長久久一輩子

過敏性鼻炎則是個令人困擾的問題，孩子在 2-3 歲間就可能陸陸續續有季節變化造成的鼻水、鼻塞、鼻癢，而大部分的過敏性鼻炎在小朋友 6 歲時，都會被醫師告知或診斷。

雖然過敏性鼻炎不至於嚴重到有生命危險或是有礙美觀，但不幸的是只有約 10~23% 的小朋友在成長階段完全緩解，換言之，有四分之三的小朋友到大人階段還是鼻子像氣象台一樣，只要變天或是空氣污染較嚴重時，就鼻涕直流，這個現象在都會區尤其明顯。

所以有爸媽問我，鼻子過敏會不會好？我只好摸摸自己過敏的鼻子說，大多很難好。但縱使如此，我們應該還是要以成為那變好的四分之一而努力，減少孩子長大後的生活上的不便，甚至需要動手術的機會。

氣喘兒幼年喘吁吁，但會漸入佳境

氣喘則是在 3 歲後，大約 35% 的小朋友在學齡前就開始有症狀產生，包括慢性的咳嗽、反覆的喘鳴聲，甚至是喘起來的情況，有些孩子可以早在 1 歲後就有類似的經驗了，在 5 歲時已經有 75% 的氣喘孩子有過症狀。雖然這些常跑急診或是久咳不癒的情況，都會讓家屬很擔心會不會就變成醫院或門診常客，但事實上這些氣喘小朋友中三分之二進入國小階段都會變好，在國小持續氣喘的孩子們又有三分之二進入青春期時會好轉。

也就是說，會從小開始變成持續的大人氣喘大概只有一至二成的機會，但氣喘病可說是不在乎天長地久，只在乎曾經擁有，小時候曾經氣喘的大人，也有可能受到空氣汙染等因子誘發，再次出現胸悶不適等症狀，還是得要小心。

雖然過敏疾病的成因皆大同小異，但是其病程卻大異其趣，正所謂知己知彼百戰百勝，可以多多了解這些過敏疾病的自然病程，也就不至於產生無謂的恐慌，反而可以好好落實周遭環境與自身的保養，而早日縮短病程康復。

03 吃這個也癢、吃那個也癢 如何檢測出過敏體質？

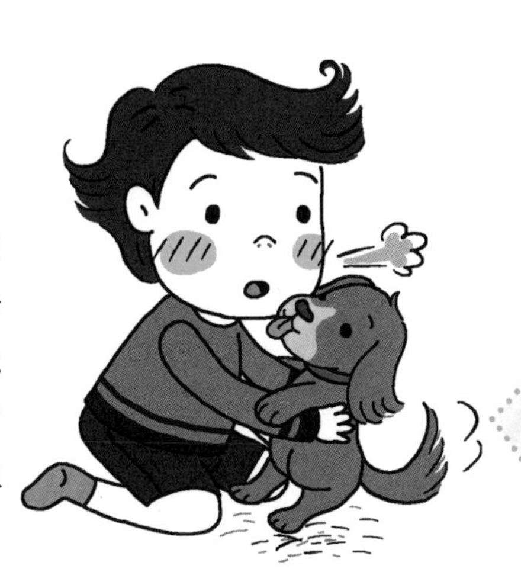

5歲的丹丹常常吃這個也癢吃那個也癢，只要家裡打掃，他就鼻涕眼淚紛飛，去朋友家和小狗開心玩耍後回家就是災難的開始，一直喘個不停，媽媽實在很想知道他是不是對甚麼東西過敏呢？是不是有什麼東西都不能碰呢？

過敏體質的指標還無法量化

前面講了很多所謂的過敏體質，感覺似乎隔層紗摸不著邊際，很多人就會想，是否有量化的數字可以「知道」自己是不是有過敏體質？很多的基因研究也正如火如荼的進行，看看是否帶有某種基因的人就比較容易會過敏，只是目前還沒有一個很明確的定論，在現實上也很難有什麼明確的結論，畢竟過敏反應過程中參與的因子太多且太複雜了。

不過，檢測過敏反應的下游產物是——免疫球蛋白E（Immunoglobulin E,IgE）約略可以用來代表個體的過敏情況，甚至可以藉由檢驗針對某些過敏原的特異型免疫球蛋白E來推測人體實際接觸這些過敏原時會不會產生症狀。後面就為各位介紹一些偵測的方式。

皮膚點刺作過敏原測試

這項檢查是個使用多年卻十分敏感的檢查，測驗方法是將懷疑的過敏原依照標準的製備以及濃度，皮下點刺於皮膚，通常注射在前臂內側或是背部，看看注射處在過了15-20分鐘後有沒有局部產生紅腫凸起，像蚊子叮咬般的過敏表現，如果有，即代表對該過敏原會產生過敏反應（**如附圖一**）。

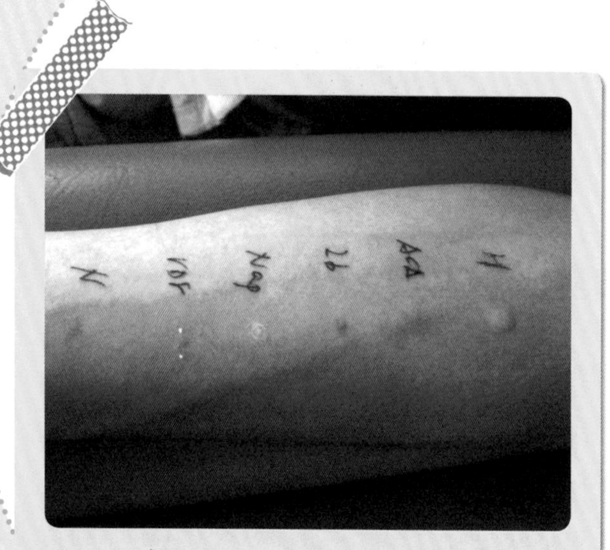

附圖一 皮膚點刺過敏原測試，腫起如蚊子咬的樣子為陽性反應。

這項檢查的好處就是快速而敏感，可以直接檢視過敏原在患者身上的反應，但缺點就是皮下點刺或注射仍會造成疼痛感，而且若是一次要測許多種過敏原，就要在皮膚上不同位置打上一個個過敏原的洞，通常小朋友的接受度不高。而且這種檢查受限於患者目前服藥的影響，如果有在吃抗組織胺或是抗鬱劑或屬於 H2 拮抗作用的制酸劑，則需要先停藥至少 2 天到 1-2 週不等，端看使用藥物的半衰期，在使用口服類固醇的小朋友則不受到影響。另一項風險則是有極少數的患者可能會誘發全身性的過敏反應，由於是將過敏原打入皮下，若是過敏反應較厲害的話有可能會喘起來、心悸、低血壓等等需要緊急處理的情況。一般要做這項檢查，相關的急救措施都必須要準備好。

特異型過敏抗體測試

這項檢查是屬於體外的檢查，測驗方法簡而言之是抽血之後將血清與不同的過敏原作接觸，如果血清中有針對某種過敏原的特異型免疫球蛋白 E，就可以被偵測出來，體內有較高濃度的特異型免疫球蛋白 E，也意味著實際碰到這樣的過敏原，較可能引發過敏症狀。

一般建議做這樣的檢查最好在 2-3 歲後，若有明顯的異位性皮膚炎也可以考慮提早檢查。這項檢查的優點在於，僅需少量的血液檢體就可以完成，一次可以偵測許多種的過敏原，且不受患者本身服用藥物或是皮膚狀況的影響，不會有引發全身過敏反應的風險，是個相當方便的檢查。但缺點就是，無法實際呈現過敏原在體內的作用，且無法馬上知道結果。不過近年來技術相當成熟，與皮膚過敏測試的準確率幾乎有一致的結果，所以大部分醫療院所都比較傾向使用特異型過敏抗體測試來取代傳統的皮膚測試。

另外，坊間還有測所謂的「慢性過敏抗體檢查」，這是檢測血中不同過敏原的特異型免疫球蛋白 G 的濃度，這項檢查的解讀則要特別小心，因為免疫球蛋白 G 並非急性或慢性過敏時才會產生的抗體，而是只要接觸過外來的過敏原就都會產生，所以它並不能代表典型的過敏反應，更不能當成慢性過敏的指標。

臍帶血免疫球蛋白 E 檢測

有一部份研究認為，胎兒臍帶血中的免疫球蛋白 E，與未來長大後產生過敏疾病有關，做這樣的檢查可以給父母參考自己的寶寶是否有日後過敏的傾向，在環境的控制以及食物的選擇上可以更多加留意。但臍帶血中的免疫球蛋白 E 也可能受到媽媽本身過敏以及媽媽所處環境的影響。在 2013 年臨床免疫的權威期刊也揭露了這樣的訊息，發現某些寶寶臍帶血的免疫球蛋白 E 有相當程度是從媽媽來的，所以如果檢驗到高濃度的免疫球蛋白 E，可以在 6 個月大之後再測看看，血中的免疫球蛋白 E 是否仍高。

雖然科技進步可以有許多方法檢驗是否有「過敏體質」或是「對甚麼東西過敏」，下一步父母就會問說：「我寶寶驗到某某食物過敏是不是就代表完全不能吃了呢？」在這邊還是要特別強調，過敏反應並非一成不變且有著相當複雜的機制，我們還是得就「病」論「病」，如果是 1 歲前的異位性皮膚炎，驗到有食物的過敏，原則上是盡量避免。但如果是過敏性鼻炎和氣喘的話，吸入性的過敏原就和症狀嚴重度有很大的關係，然而食物過敏就得要看臨床症狀了，因為食物過敏的確定診斷還是得靠臨床反應，且年紀越大口服的耐受性會變好，除了參考體外的過敏原測試，實際觀察小朋友吃下食物後的症狀反而是比較重要的。對於過敏原檢查的概念以及結果判讀，都可以找過敏科醫師好好談談，相信會有一個比較正確的認識。

04 媽媽過敏、寶寶也過敏 產前如何預防寶寶過敏？

●●●

陳太太挺著大肚子來到診間，她並非不小心走錯診間跑到小兒科的，原來是她一直有氣喘和過敏性鼻炎的問題，很怕她未來的寶寶會步上一樣的後塵，特地來詢問醫師有甚麼解決之道？

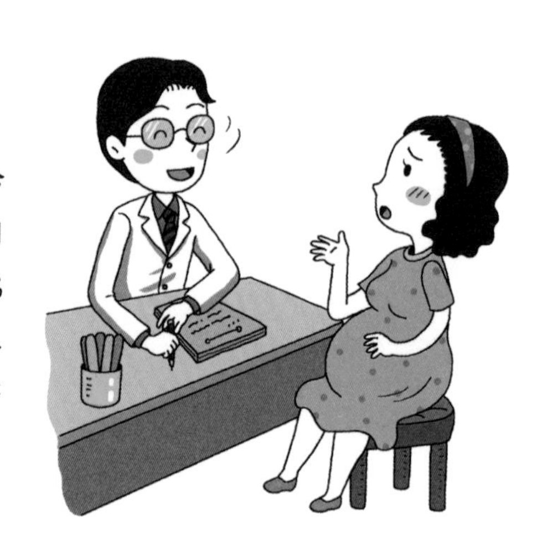

媽媽先做好環境工程

之前的章節有提過，過敏體質是會遺傳的，尤其是媽媽的角色佔有蠻重要的因素，因為除了是基因遺傳方面的問題，媽媽更是提供寶寶生長過程所處的環境，從一些學術研究也發現，某些容易引起過敏的食物有可能經過分解之後，經由胎盤傳至胎兒身上，引發過敏反應。因此或許做好懷孕時的環境工程，就可以使寶寶在發育階段不受林林總總的過敏原刺激，而影響免疫系統的發展。

孕婦什麼東西不該碰？

從懷孕開始，媽媽吃什麼，寶寶就吃什麼，媽媽的營養透過臍帶血管給予寶寶，同時一些已經分解過的過敏原就有可能經由胎盤臍帶也一併送給寶寶。在寶寶成長的過程中，免疫系統也正如火如荼地建立時，受到這些物質的刺激就有可能會產生反應。

因此，一些文獻也發現，寶寶出生後縱使只喝奶，卻還是可以在血中發現特異型的免疫球蛋白 E，去認識寶寶從來未接觸過的過敏原，當然極有可能是在媽媽肚子裡就已經接觸過了。

所以如果是本身有過敏的媽媽，一般還是建議在懷孕過程中盡量少讓自己處在過敏的狀況，例如時常氣喘發作、異位性皮膚炎或是過敏性鼻炎發作，一方面可以減少藥物的使用，另一方面也減少許多血液中的發炎物質，進而減少對胎兒的影響。所以媽媽如果確定會過敏產生症狀的東西，當然建議不要接觸。

那至於一些比較容易過敏的食物呢？也是完全不能吃嗎？這倒也不盡然，綜合許多相關研究發現，在懷孕期間完全不碰任何高過敏的食物，反而無法降低寶寶日後產生過敏疾病的機會，而且這些可能引起過敏的食物包括牛奶、蛋、肉類等等，又是懷孕媽媽所需要攝取的營養來源，別為了避免過敏反而影響到寶寶的發育了。

其他常見的過敏原

除了食物，還包括塵蟎、空氣汙染、香菸等等吸入型的過敏原，一個有過敏體質的媽媽也應該盡量避免，可以在臥房內使用空氣清淨機以及防蟎寢具，絕對的禁止吸菸或是二手菸，香菸中的尼古丁等有害物質，不但會增加寶寶流產及死亡的風險，也同時增加日後呼吸道過敏的機會。

「那家裡還可以養寵物嗎？」這也是很多家裡養狗、養貓的媽媽們的疑惑，其實寵物本身有時候對於培養免疫的耐受性反而是有幫助的，這部分的研究仍在進行中，目前還沒有一個絕對的定論，因此不用急著在發現自己懷孕之後不捨地把貓、狗送出去。一切還是回歸媽媽本身，如果不會因為寵物而使媽媽過敏症狀變嚴重，那還是留著陪媽媽吧！有狗狗貓貓的陪伴在懷孕過程中也是有療癒的效果呢。

吃什麼可以預防過敏？

準媽媽們除了別讓自己過敏，當然還很關心吃些甚麼東西能預防過敏呢？這部分其實醫界也正大傷腦筋，相關的研究論文目前眾說紛紜。

益生菌

目前比較熱門的如益生菌的部分，早在 2001 年芬蘭做的大型研究就發現，媽媽在懷孕時補充益生菌，加上寶寶出生後也服用益生菌一段時間，可以大幅降低寶寶在 2 歲時發生異位性皮膚炎的機會，然而這些使用益生菌的寶寶追蹤到 7 歲時，雖然異位性皮膚炎減少了，但氣喘和鼻過敏卻高了 2-3 倍。

所以說如果為了預防異位性皮膚炎的話，吃益生菌也許會有幫助，但對於預防過敏性鼻炎和氣喘就不用太期待了。加上市面上相關產品琳琅滿目，有些廣告更有誇大之嫌，因此挑選上也應該特別注意具有健康食品認證的益生菌，一樣如前所述，至少先講求不傷身體再講求療效。

- 魚油（DHA，EPA）

補充 ω-3 長鏈不飽和脂肪酸（**如魚油或是鱈魚、鮭魚或有添加的乳製品**）也有可能對於過敏有幫助。ω-3 長鏈不飽和脂肪酸被認為，可減少體內發炎物質產生，以及減少免疫球蛋白 E 引起的過敏疾病。

許多研究發現，懷孕時、哺乳時或寶寶早期補充 ω-3 長鏈不飽和脂肪酸（**如** DHA，EPA **等**）可能可以降低異位性皮膚炎的發生及嚴重度以及降低食物過敏的風險，有些研究更顯示，能降低呼吸道感染以及呼吸道過敏的機會，但目前學界仍沒有很一致性的結論。不同的年齡層及族群應該要怎麼吃且吃進多少的 ω-3 長鏈不飽和脂肪酸才足夠影響過敏疾病的發生？這也是目前科學家們所致力尋找的目標。

所以說對於魚油以及益生菌等等健康食品應該抱持著一種淡

定的態度，也就是不用一頭熱地去相信這些效果有多厲害而大吃特吃，反而應該要去了解它們在預防過敏這塊領域中，也許扮演著一些角色，如果你願意嘗試，就在均衡飲食的前提下補充，畢竟均衡的飲食以及健康的媽媽才能給寶寶免疫系統發展最基礎的助益。

什麼？生產方式和過敏也有關？

媽媽的生產方式是自然產還是剖腹產，在過敏疾病發生上也有關係喔。這個論點主要是注意到寶寶出生後會接觸到的環境，可能影響寶寶腸道內的菌叢，如同益生菌廣告說的，希望把好菌留在腸道裡。

自然產出的寶寶腸道內的菌種會比較像媽媽產道內的菌種，包括乳酸菌等等，這些菌種對腸道的免疫力以及減少敏感都有一定的幫助，但如果是剖腹產的寶寶，腸道內的菌種就比較偏向是媽媽皮膚上的細菌，包括葡萄球菌等等，這些細菌不但在寶寶腸道沒有保護的能力，甚至有可能是過敏的幫兇。

之前章節也提到過寶寶出生後很多的過敏原都是從口入，因此如果寶寶腸道內的菌相保護力很夠，那也不用多吃什麼益生菌自然就百「敏」不侵了。綜合許多文獻的研究發現，自然產的媽媽並且加以哺餵母乳，可以讓寶寶的腸道菌相是最健康的，過敏的疾病發生的風險就低於剖腹產了。

詹醫師來總結

這個章節總結以上所言，預防過敏可以在寶寶未出生就開始了，儘量避免媽媽會過敏的東西，也盡量遠離空氣汙染以及二手菸，在均衡飲食下若仍想補充一些調節免疫功能的食物，則可以選擇適量的益生菌與富含 DHA 的魚類或魚油，並且選擇自然產且哺育母乳，期望過敏媽媽也可以養出不怕過敏的寶寶。

05 讓過敏兒變健康
產後如何預防寶寶過敏？

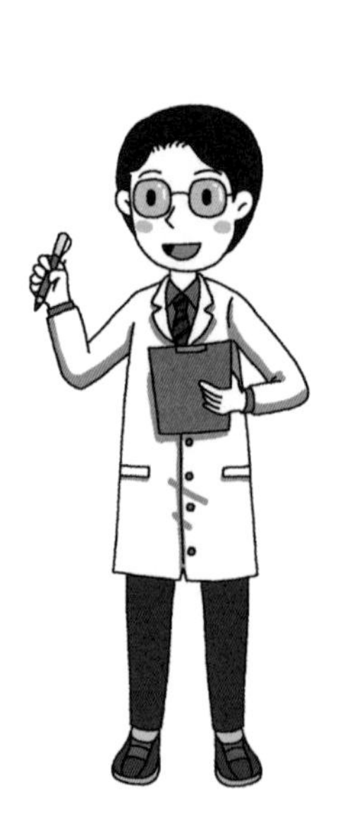

●●●

過了數個月，上次的陳太太又來了，但是這次她手上可是抱了個小娃兒，是的，擔心過敏的她又來詢問她該怎麼好好照顧，好讓她的孩子可以跟過敏說掰掰。這個章節我們著重在過敏疾病的初級預防，特別是小寶貝的預防過敏策略，給新手爸媽們做參考。

母親的最佳武器——「哺餵母乳」

近年來母嬰親善醫院的大行其道，許多現在爸媽都已經了解了母乳的好處，對寶寶來說，母乳營養價值較高以及擁有配方奶所不能取代的抗體，好消化、吸收，對於智能發展也有幫助。

對媽媽來說，餵母乳可以加速身體恢復、降低婦科癌症風險、增進親子互動以及省錢，好處多多。因此各醫療院所也都積極配合國民健康署推行母乳哺育的政策下，截至 2012 年的統計，在六個月以下純母乳哺育率幾近五成了。

而就預防過敏方面來看，母乳也扮演著重要的腳色。寶寶腸道的免疫機制尚未成熟，許多牛奶蛋白的過敏原很容易長驅直入而誘發過敏反應，所以在哺育母乳下，寶寶就比較少的機會接觸到牛奶蛋白，牛奶蛋白過敏在食物過敏與異位性皮膚炎的成因佔有一席之地。

其次，前章提過寶寶的腸道菌相對於免疫耐受性的養成，及抵抗外來物質的能力都有正相關。母乳中含有許多可以促進腸道益生菌生長的益生質，並且有免疫球蛋白 A 的分泌，可以加強腸道對於外來物質的防禦能力，還有如長鏈不飽和脂肪酸（如 DHA）等物質，可調控免疫功能及耐受性。許多醫學會及過敏學會也建議全母乳餵食至少 4-6 個月，可減少日後過敏症狀的發生。

部分水解低敏配方的使用

當然不是所有的媽媽都能成功的全母乳哺育，那該怎麼辦呢？就預防過敏的觀點來看，第二選擇就是部分水解的低敏奶粉。這類奶粉的設計就是利用酵素將容易致敏的牛奶蛋白切碎，細到寶寶的免疫系統認不出來，並且使用在母乳蛋白比例較高的乳清蛋白

（Whey protein），乳清蛋白目前被認為是比較容易消化、好吸收，且不易誘發過敏的蛋白。

某些的部分水解配方更可以做到將牛乳蛋白容易過敏的片段破壞，而留下不會過敏的片段，利用這些片段來引發寶寶免疫的耐受性，耐受性的誘發是全水解奶粉或是均勻切割的部分水解奶粉比較做不到的。

當然，有些媽媽擔心會有營養不夠的問題，其實這些配方奶只是先將蛋白質切碎，其熱量以及必需胺基酸都不比一般奶粉少，因此可以長期餵食，不會有營養不夠的問題。

如何幫寶寶選擇副食品？

副食品的添加對寶寶來說，可想而知是外來物質的新挑戰，因此在比較早期的認知裡，都建議有過敏風險的寶寶副食品的添加盡量晚一點，期望等腸道的發育好一點，才可減少過敏原的入侵，聽起來似乎蠻有道理的，也確實在 2003 年由世界衛生組織（WHO）做出這樣的建議。

然而，隨著近幾年各種研究結果的出爐，這個觀念已經被各醫學會修正了，甚至近年的研究顯示及早給予副食品不但不會誘發過敏，反而有可能可以降低日後過敏的機會，因此美國兒科醫學會、歐洲小兒腸胃營養學會都做出以下的建議：

①如果可能，全母乳哺育至少 4-6 個月大。美國兒科醫學會更建

議可使用部分或完全水解奶粉取代母乳不足的部分。

② 副食品可在 4-6 個月大開始嘗試添加，不需要晚過 6 個月大。

③ 目前沒有證據證實，延後高過敏風險的食物（**包括海鮮、蛋、花生堅果成分**）對於異位性皮膚炎等過敏有幫助，故不需要延後添加。

雖然目前的醫學會的共識是什麼都可以吃，但副食品添加的順序還是可以先添加較不易過敏的食物，再循序漸進的添加較易引起過敏的食物，基本上也屬於比較保守而安全的做法。例如，可以先以米飯、米精類開始嘗試，而麵粉、麵包等較晚；葉菜類如白菜、高麗菜較先，而根莖類的食物較晚（**主要因其中含有不少酵素類型的過敏原**）；肉類以豬肉較先，而牛肉雞肉則較晚；水果多不忌口，但仍須注意國人易過敏的水果如奇異果、芒果、草莓等等食用後有無出現症狀。總之，食用副食品的大原則還是以單項添加，嘗試3~5天就可以很簡單的觀察是否有過敏症狀產生。

年紀稍大的孩子則是要盡量避免讓他們吃高油脂、高熱量的食物，很多來看過敏的孩子都是小胖弟、小胖妹，養得很好是沒錯，只是可能長期食用高油高熱量的食物會使體內的發炎物質增加，反而容易加重過敏疾病的嚴重度。

另外，在文明社會中許多的人工添加物以及塑化劑充斥於環境和食物中，如濫用抗生素以及生長激素的家禽家畜，使用塑化劑的食物以及包裝，都有研究證實對於過敏疾病有影響。另外抗氧化物的攝取也很重要，當然，我並不建議大家買貴鬆鬆的健康食品食用，一方面花錢，另一方面這些維生素過量攝取也不是好事，由天然食物補充即可，包括有色蔬菜（**補充胡蘿蔔素**）、新鮮蔬果（**補充維生素C**）、大豆或玉米（**補充維生素E**），多樣化且均衡的營養攝取才能收到抗發炎抗過敏的效果。

從寶寶居住環境開始改善

環境的變因遠比食物要來得複雜許多，因為寶寶身處的環境有太多變化了，因此這方面的研究變得相當棘手，結論有時候和推論大相逕庭，所以到目前仍然未有個共識。可能大家都覺得想當然爾遠離環境中的過敏原應該可以讓寶寶免於誘發過敏不是嗎？早在20年前就有學者找了500多個過敏高危險的寶寶分成兩組，一組積極除塵蟎、禁菸、禁寵物，使用母乳或水解低敏奶粉，另外一組控制組什麼都不管，追蹤到孩子7歲時發現，有積極作為的組別得到氣喘的機會明顯小於控制組，但2006年澳洲的研究卻發現，積極降低環境中的塵蟎卻沒辦法降低日後氣喘的發生。同樣的，在積極避免寵物接觸的研究上也是常常出現矛盾的結論，甚至有些研究指出飼養寵物可能可以降低氣管過敏的發生。這些矛盾其實在學術界很常見，不同的切入觀點，不同的實驗設計有時候就會出現相反的結論，原因還是在於我們身處的環境真的太複雜了，沒辦法有一個單一的模式或實驗設計可以解釋所有現象。

所以目前我們只能推論，假使只想排除單一環境過敏原的方式對於預防過敏是沒有效果的，想要全面降低環境中一切過敏原也許可以考慮，但是實行上會相當的困難，畢竟我們沒辦法整天把寶寶關在房間裡，又把房間弄得跟無塵室一樣乾淨。因此對於這些過敏原，媽媽們也不需要太過緊張，維持基本的清潔以及良好的通風環境，別亂遺棄寵物，細心觀察寶寶有無過敏症狀。但在此還是要特別強調，對於已經有過敏症狀的孩子，不管是異位性皮膚炎、氣喘、過敏性鼻炎，這些環境過敏原就應該要積極避免，以免症狀加劇。

讓寶寶住在無菸、乾燥的環境

目前已被廣泛證實必須要避免的是二手菸，前篇提過懷孕時抽菸以及二手菸會影響胎兒的過敏，出生後香菸裡的物質更會直接影響寶寶，尤其在關鍵的前 4 個月，都會造成日後氣管容易過敏，不可不慎。

另外，居家環境若太過潮濕就容易造成壁癌黴菌滋生，以及室內換氣不足，目前也被認為是影響小朋友健康以及過敏的因子之一，尤其台灣地區多雨潮濕，維持良好的通風與室內溼度也是可以考慮的預防措施。

不乾不淨，吃了不會沒病

之前提到所謂的「清潔理論」，也就是說太乾淨的環境且減少感染的接觸反而會使得過敏增加，所以其實我們應該模擬過去的日子在農村長大，不乾不淨吃了生病，過敏就不見了嗎？其實倒也不盡然。

雖然適度的感染有助於免疫力的調節，減少過敏的發生，但有些病原菌卻被點名是造成日後過敏的幫兇之一，比較有名的就是呼吸融合病毒（Respiratory syncytial virus）、鼻病毒（Rhinovirus）和黴漿菌（Mycoplasma pneumoniae），這些病原菌感染過後容易將免疫反應導向過敏。**許多研究也發現，小於 1 歲得到呼吸融合病毒或鼻病毒造成的下呼吸道感染，跟學齡時發生氣喘有正相關。**而使用對抗呼吸融合病毒的免疫球蛋白做預防的話，可以使日後氣喘的發生降低。

鼻病毒與黴漿菌目前沒有甚麼好的預防方法，就算是呼吸融合病毒有免疫球蛋白可以做預防，但是考量其成本，實際執行面仍有困難。所以真的想要離這些病原菌遠一點的作法，或許可以讓寶寶 1 歲半左右再上托嬰、托兒所，因為這些病毒細菌都廣泛流傳在小朋友之間，不過老實說這些建議的證據力都不強，而且台灣地狹人稠，四季都是這些病毒好發的季節，不去幼稚園感染也有機會在公共場所或是親戚朋友社交場合得到，正所謂防不勝防，所以平時居家的感染防護就要為寶寶做好，多注意通風和清潔，這樣做或許能減少這些病原菌的入侵。

詹醫師來總結

以上說了這麼多，我們歸納幾個重點如下：

1 哺育全母乳至少到 4-6 個月大，替代乳品可以選擇乳清蛋白的水解低敏配方奶粉。

2 副食品不需延後添加，可在 4-6 個月大開始，先添加較不易過敏的食材，再循序漸進，一樣一樣添加新食材。

3 盡量避免高油高熱量食物，抗氧化物可以由天然蔬果攝取。

4 目前沒有證據避免單一過敏原可以改善過敏，唯有避免二手煙，空氣汙染以及盡量減少攝取人工添加物、塑化劑等刺激物，可能可以降低過敏發生。

5 維持室內良好通風，減少潮濕黴菌滋生可能可以減少疾病以及過敏發生。

6 減少呼吸道感染的機會，做好感染控制可以減少呼吸融合病毒、鼻病毒和黴漿菌的感染，進而減少過敏反應的誘發。

06 是過敏兒的救星，還是毒藥？讓人又愛又恨的類固醇

阿嬤帶著孫子阿寶的藥袋來診間，劈頭就問：「醫師阿，我孫子昨天咳整晚、還說不出話，真是嚇死我了，半夜帶他去附近急診，又吸蒸氣又帶吃的藥回家，可不可以幫我看看是什麼藥阿？」

醫師細心將藥單唸下來並且說明藥的用途，突然唸到一種藥，阿嬤拉高分貝說：「蝦密？類固醇喔？真夭壽喔！這種藥不是吃了會臉腫起來、長不高，唉唷！我乖孫怎麼給醫師害到了啦！」醫師只好先安撫阿媽激動的情緒，再娓娓道來類固醇的故事。

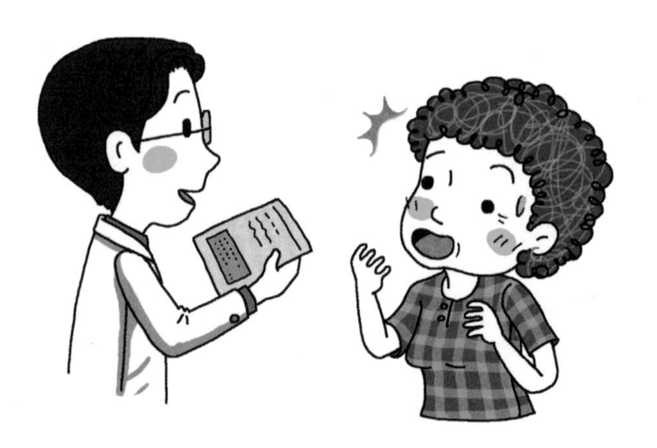

什麼叫類固醇？

其實嚴格來說，用來抗發炎的類固醇應該稱為醣化皮質類固醇（Glucocorticosteroid），這不是什麼實驗室發明的新玩意，而是本身就存在我們的腎上腺裡，對於許許多多的生理功能都扮演著重要的角色。早在 1940 年代，就有科學家對於腎上腺激素有興趣，並且嘗試合成這樣的物質，這項研究更使得這些科學家獲得 1950 年的諾貝爾生理及醫學獎，顯然在當時是個了不起的研究，他們發現這樣的激素居然可以讓類風濕性關節炎的症狀改善。

第一個由實驗室合成的類固醇就叫氫化可體松（Hydrocortisone），其後發現可體松用在治療皮膚疾病、強健運動員體魄等，都有顯著的效果。隨著技術的進步，陸陸續續有改良特化的類固醇誕生，主要用於風濕過敏疾病的類固醇都有較可體松更強的抗發炎作用；但對其他生理功能如腎臟的鈉離子再吸收的影響較輕微，水腫的副作用也相對較小。

對於過敏疾病，類固醇不但可以自上游阻斷發炎物質的產生，更可以影響參與過敏發炎反應的白血球的移動，促使其中擔任要角的嗜伊紅性白血球（Eosinophil）的死亡，而其他在過敏反應會活化的肥大細胞（Mast cell）等，也會被類固醇抑制許多發炎物質的釋放。所以不管是異位性皮膚炎、氣喘或是過敏性鼻炎，都可以得到全面性的緩解。因此，在急性發作期或比較難控制的過敏疾病，醫師會因病情考量給予口服或針劑的類固醇數天不等，以快速達到療效，後續再回到一般的用藥以及保養。而為了減少類固醇全身性的吸收，更有塗抹式的藥膏以及吸入型類固醇、鼻內類固醇的製劑，尤其是吸入及鼻內劑型的類固醇控制效果好且副作用少，可以當成長期控制氣喘和過敏性鼻炎的藥物。

類固醇的副作用

當然類固醇最為人熟知且懼怕的就是它的副作用，但這些副作用往往是長期使用下的結果，我們簡單整理這些跟兒童使用有關的副作用如下：

① 抑制骨骼發育

類固醇同樣會抑制生長激素，影響膠原蛋白的合成，所以容易造成骨質疏鬆，孩子的身高發育變慢，這也是許多的家長很擔心的問題，當然，使用較高劑量且較久的類固醇確實會影響孩子的身高，但一經停藥後，多半都會再趕上來，這是身體自然的調節機制，特別要注意的是青春期及 2 歲前這兩個時期盡量不要長期使用類固醇，因為這階段身體發育速度都很快，如果受到長期的抑制就可能無法追趕上來。而吸入型或鼻噴劑型類固醇對於身高抑制的效果又更低了（**低於一公分以下**），於高劑量時確實有些微抑制的效果，以 2-10 歲的族群較易發生，不過停藥後都會慢慢趕回來，不影響成人身高。

②降低免疫力

類固醇由於有抗發炎以及抑制免疫細胞的效果，但同樣的，身體的防禦力也會因此減弱，而有感染的風險。高劑量的類固醇一剛開始使用就有免疫抑制的效果，而使用長期低劑量的類固醇同樣會影響到一些專一性的免疫功能，常見的感染包括皰疹病毒感染、念珠菌等的黴菌感染、皮膚上的細菌如金黃色葡萄球菌的感染，少數因為長期免疫力抑制下才易得到的結核菌感染或是伺機性的感染也可能發生。

③影響內分泌代謝

類固醇同源於腎上腺激素，因此也會影響到其所控制的生理功能，長期使用容易造成高血糖、高血脂、肥胖、電解質不平衡等等的問題，坊間所謂的月亮臉、水牛肩就是指這些內分泌失調以及水分不正常堆積造成的症狀。

另外，長期使用類固醇可能會因此抑制原有由下視丘到腦垂腺而至腎上腺主導腎上腺激素的分泌通路，結果就是當身體突然需要大量腎上腺素時，如遇上感染、手術、外傷等狀況，這條被抑制的通路無法提供足夠的腎上腺素分泌而造成危機，醫學上我們稱腎上腺危症（Adrenal crisis），這是有可能嚴重至休克致命的。

④眼睛視力減退

對於兒童來說，長期的使用類固醇尤其需要小心造成白內障，根據研究發現，兒童比大人更容易發生這樣的副作用。另外，還可能因眼壓過高造成青光眼，以及免疫力低下造成眼部感染。

⑤皮膚發生其他變化

皮膚的副作用常發生在長期使用局部塗抹類固醇，包括角質層萎縮、多毛、皮膚變薄且微血管擴張而顯而易見，另外，還可能產生類似妊娠紋的橫紋。除了影響美觀不談，皮膚變薄對異位性皮膚炎可不是什麼好事，因為皮膚屏障被破壞掉反而更會加重日後發炎的機會，形成惡性循環。

⑥引起腸胃道不適

使用類固醇有可能會影響腸胃道的保護黏液生成，以及傷口癒合而容易產生胃部潰瘍，有這樣風險的病童使用類固醇時會建議跟著食物一起服用，添加制酸劑或是預防潰瘍的藥物以降低發生率。另外也可能會碰到嘔吐或是胃食道逆流的問題，不過這些症狀也可以用上述的方式預防。因免疫力低下造成的鵝口瘡及念珠菌食道炎，有時候也需要抗黴菌藥物的搭配使用。

對類固醇的正確觀念

類固醇確實如同兩面刃，可以有像「仙丹」般的強大抗發炎的效果，卻也帶有許多的副作用，但我們不能因為無知、害怕就一味的抗拒，而是應該要了解這些副作用發生的前提都是「長期」或「高劑量」的使用，也就是至少用了數個禮拜至數個月才可能會發生。而且就過敏疾病而言，醫師幾乎不會這樣用。對於全身性的類固醇使用上，通常扮演著一個救火隊的角色，先快速幾天的給予把過敏發炎的熊熊火焰撲滅，再靠著平常保養控制的衛教、藥物維持後續的照顧。

我們比較擔心的是一股腦兒的拒絕醫師使用這樣的藥物幫助孩童，反而使急性過敏發炎的戰場持續造成無法回復的傷害，使周邊組織肥厚而纖維化，失去原本的功能，而這樣的傷害就會永遠存在。

再者，現在局部塗抹、吸入型、鼻內型類固醇對於身體的吸收率是遠遠小於口服或針劑型，這些新研發的藥物提供了一個更安全、更有效率的抗過敏發炎的途徑。雖然全身性的反應微乎其微，但仍要注意局部的免疫抑制，因此在使用上需要仔細聆聽醫師或是衛教師的使用教學。

讓我們了解類固醇，不怕類固醇，更能善用類固醇，把副作用減到最低，而將藥物的功能發揮到最大，使孩童的過敏疾病可以得到完善的照護。

07 咻咻聲、咳嗽聲不斷 我家也有氣喘兒！?

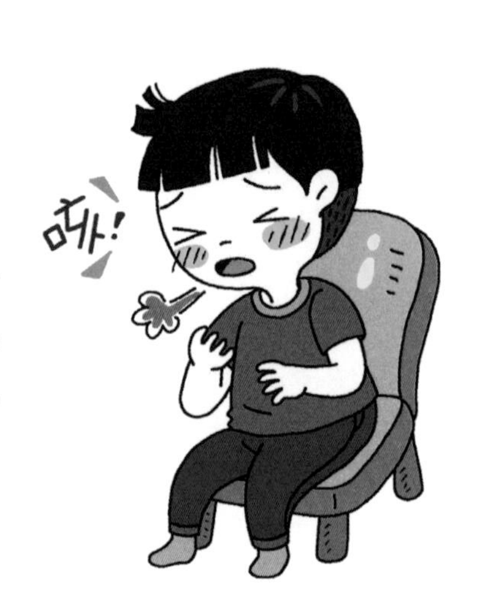

皮皮自從3歲以來就感冒不斷，每每去診所，醫師都聽到咻咻的聲音，甚至有時候咳到晚上起來吐，偶爾還喘到跑急診吸藥，輾轉來到小兒過敏科，才知道原來是氣喘在作怪，到底氣喘是什麼樣的疾病呢？

氣喘兒越來越多

近年來我們發現氣喘過敏的小孩真的越來越多了，儼然是學齡兒童間的文明病，因為在台灣這個濕熱的環境氣候，確實是許許多多過敏原的溫床，加上都會人口的過敏體質演變，都間接造成小兒氣喘的盛行率節節攀升，在台灣地區兒童氣喘的盛行率從 1974 年的 1.3% 竄升至 2005 年的 16%，甚至在台北市這種都會區 2007 年的統計可以到20.3%，也就是這30年間盛行率成長有近20倍之多，5個孩童中就有1個孩童有氣喘的問題，所以如果醫師說孩子有氣喘，搞不好孩子比大人還鎮定，還會跟你說班上誰誰誰也一樣咧！

醫師如何診斷出氣喘？

氣喘其實一直都沒有一個很好很客觀的工具做判斷，所以大多是靠臨床醫師的經驗判斷以及追蹤觀察，而氣喘的症狀有分以下兩種表現型：

①唱歌型

所謂唱歌，就是聽到喘鳴聲（**如吹哨子般的尖聲音頻**），是最典型的症狀，這種聲音出現意味著氣管已經因過敏而攣縮狹窄，可能會伴隨呼吸急促，甚至呼吸窘迫要跑急診的狀況，也就是顧名思義的氣「喘」，到這地步其實很好診斷，不過仍然要排除一些感染造成的呼吸窘迫或異物吸入、心臟疾病等等同樣會造成喘鳴的疾病。

②酷酷掃（咳嗽）型

很大部分的孩子不見得一定會喘，反之他們可能用久咳、夜咳來表現，也許一開始症狀像感冒，但是「此咳綿綿無絕期」，一咳就是至少數週到數個月以上，甚至晚上咳到醒、咳到吐。細心的家長可能會發現天氣變化、打掃環境、劇烈運動或情緒激動時會咳得更兇，有時可能合併感冒發燒症狀一起來。

以上這兩型可能會一起出現，或是先後產生，除了症狀，還可以考慮孩子是否有其他的過敏疾病如合併異位性皮膚炎或過敏性鼻炎、結膜炎，或是雙親有過敏病史，抽血檢驗免疫球蛋白 E 來幫助診斷，亦或嘗試使用氣喘的治療看有沒有得到改善。家長可以參考後面的（**附表一**）自我檢測看看家中六歲以上的孩子是不是有可能有氣喘問題，再進一步尋求小兒過敏科醫師的幫助。

而 5 歲以下的孩童要診斷氣喘難度又更高一些，主要是因為這些孩童喘鳴或慢性咳嗽不一定就直指氣喘本身，有可能是感染、先天性呼吸道結構異常、先天性心臟病、胃食道逆流等等器官構造上的問題，需要詳細問診及聽診排除上述的鑑別診斷才能下結論，有時候臨床上醫師也許會進行嘗試性的治療來幫助診斷。

雖然早期診斷的難度高，我們還是有一些線索可以遵循，例如：有沒有針對吸入型的特異性抗體出現？父母有沒有氣喘？之前有沒有異位性皮膚炎等，來預測這些喘鳴咻咻叫的孩子未來產生氣喘病的可能性，即是所謂的氣喘預測指標，如（**附表二**），如果孩子 3 歲以前有反覆咳嗽喘鳴，合併有一個主要危險因子或兩個次要危險因子，將會比沒有危險因子的孩童高出 4-10 倍的機會在未來 6-13 歲間得到氣喘，所以如果家中的寶寶時常喘鳴，父母們也可以參考這樣的指標了解變成氣喘的可能性，及早與醫師配合治療及追蹤。

氣喘的診斷工具

當然氣喘的診斷還是有些工具可以加以利用，較大已經學齡的孩子可以安排肺功能檢查，主要是藉由用力肺活量（FVC）和第一秒用力呼氣容積（FEV1）的比例或是與預測值的比例來評估是不是有呼吸道狹窄的問題，通常第一秒應該用力呼出約 80% 的量（FEV1 ／ FVC 約等於 0.75~0.8），小孩甚至可以超過 90%。

比較簡單方便的肺功能測定則是使用尖峰吐氣流量計（Peak flow meter），這是估計用力快速呼氣時，所瞬間吐出氣流的最大速度，當呼吸道越是狹窄阻塞時，瞬間吐出的氣流速度就越慢，可以對照小朋友該年紀身高的尖峰吐氣流量（PEF）預估值，看看是否差太多，若是差到預估值的 80% 以下即意味著小朋友有至少中等程度的呼吸道狹窄。這樣的工具也很適合給氣喘的孩子每天在家監測肺部的狀況。肺功能的應用則是可以做可逆性的試驗，也就是在氣喘發作時使用吸入式支氣管擴張劑或類固醇治療後，FEV1 提高 12% 以上，或尖峰呼氣流量提高 15% 就表示對於氣喘的治療反應良好，代表有氣喘的可能。另外的應用是做激發試驗，利用誘發氣喘的藥物或是運動，看看 FEV1 是否降低至少 15% 或尖峰呼氣流量是否降低至少 20%，有的話表示有呼吸道過敏反應。不過單就肺功能檢查無法診斷氣喘，仍需配合臨床症狀才能做完整的考量。

氣喘的嚴重度

一旦醫師診斷或懷疑為氣喘時，會為孩童評估嚴重度，依照全球氣喘創議組織（Global Initiative for Asthma，**簡稱** GINA）用症狀及肺活量分成：⑴間歇性氣喘；⑵輕度持續性氣喘；⑶中度持續性氣喘；⑷重度持續性氣喘，分類的依據於（**附表三**），這些分類關乎到治療該怎麼安排，例如若屬於間歇性氣喘，通常只需要備支吸入型氣管擴張劑在身邊，但如果是嚴重持續型則可能會需要中高劑量的類固醇吸劑或是合併長效型氣管擴張劑，治療以及保養方面，我們下個章節再談。

詹醫師來總結

氣喘是需要靠時間以及醫師的問診觀察才能做診斷，尤其小小孩有時候跟感染不好區分，甚至兩者會一起出現，增加判斷的困難，往往家長輾轉經由不同的醫師看診後才知道是過敏氣喘的問題。知道自己的孩子有氣喘時也無須太過恐慌，前面章節也提過其實只要好好配合治療以及環境控制，只有一到二成的機會會延續到大人，重點還是及早診斷，不要讓不可逆的氣管傷害形成而影響孩子日後的肺功能。

附表一　兒童氣喘診斷問卷

	症狀描述	回答
1	過去 12 個月裡，你的孩子有沒有喘鳴聲？	○是　○否
2	過去 12 個月裡，除了感冒和肺部感染引起的咳嗽外，你的孩子有沒有夜間乾咳？	○是　○否
3	你的孩子有沒有過敏性鼻炎、結膜炎、或異位性濕疹的病史？	○是　○否
4	孩子的直系親屬中，有沒有人罹患過氣喘？	○是　○否
5	過去 12 個月裡，你的孩子有沒有因為上、下呼吸道症狀，接受 3 個療程以上的抗生素治療？	○是　○否
6	過去 12 個月裡，你的孩子有沒有因為活動、運動，而引發咳嗽或喘鳴？	○是　○否
7	過去 12 個月裡，你的孩子有沒有因為喘鳴而影響睡眠？	○是　○否
8	過去 12 個月裡，你的孩子有沒有因為嚴重的喘鳴，以致說話斷斷續續？	○是　○否
9	過去 12 個月裡，你的孩子有沒有因為喘鳴而去看醫師或掛急診？	○是　○否

說明：

⑴ 此問卷適用於 6 歲以上的孩童做懷疑氣喘的參考，可以先自行作答再與醫師討論。

⑵ 若對於以上任何一項問題答案為「是」，則氣喘的可能性增加。若對於以上問題 1～5 中有 3 個或以上的問題答案為「是」，則氣喘的可能性大於九成。

資料來源：台灣兒童過敏氣喘免疫及風濕病學會／台灣兒童氣喘診療指引 2010 年版。

附表二 氣喘預測指標

主要危險因子	次要危險因子
父母氣喘病史	與上呼吸道感染無關的喘鳴
醫師診斷的異位性皮膚炎	血液周邊嗜伊紅性白血球（eosinophil）大於 4%
對吸入型過敏原有敏感反應	過敏性鼻炎
	對食物型過敏原有敏感反應

說明：
在三歲以前產生咳嗽喘鳴的兒童合併有一個主要危險因子或兩個以上次要危險因子則日後產生氣喘的機率大增。

資料來源：台灣兒童過敏氣喘免疫及風濕病學會／台灣兒童氣喘診療指引 2010 年版。

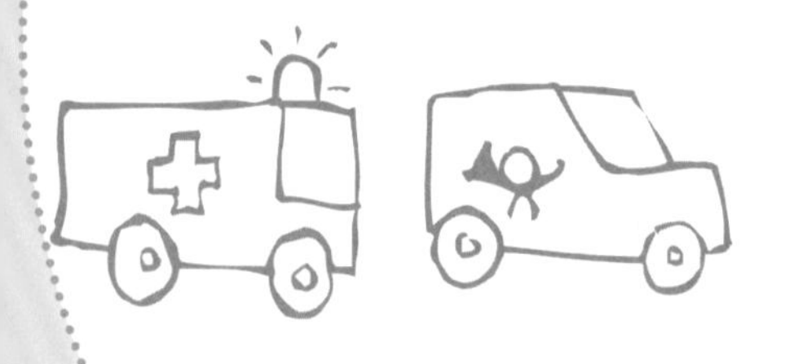

附表三　氣喘嚴重度評估

發作程度	白天症狀	夜間症狀	尖峰呼氣流量（PEF）或第一秒用力呼氣容積（FEV1，%）預測值	尖峰呼氣流量的變異性
間歇性	<1 次／週，平時沒有症狀，尖峰呼氣流量正常	≤2 次／月	≥80%	<20%
輕度持續	≥1 次／週，但 <1 次／天，發作時可能影響活動	>2 次／月	≥80%	20% ～ 30%
中度持續	每天發作，發作時會影響活動	>1 次／週	60% ～ 80%	>30%
重度持續	喘鳴症狀持續，日常活動受限	經常	≤60%	>30%

說明：

尖峰吐氣流量與第一秒用力呼氣容積於內文已有詳述，而尖峰吐氣流量變異性則是使用尖峰吐氣流量計測定一天的清晨尖峰吐氣流量（**通常代表一天中的最低值**）以及夜晚尖峰吐氣流量（**通常代表一天中的最高值**）變化的百分比，追蹤一至二周可以得知平均的變異性，如果差距大代表氣管攣縮程度變大，嚴重度也較高。

資料來源：全球氣喘創議組織（Global Initiative for Asthma）2008 年指引。

08 改善、控制氣喘病情的方法 環境維護篇

皮皮被醫師說有氣喘的問題後，醫師說皮皮要開始保養氣管了，那到底什麼是保養氣管呢？該怎麼保養呢？

過敏疾病和環境是息息相關的，因此想要氣喘得到良好的控制，光是靠外在的藥物是沒有辦法長長久久的，所以環境的控制才是個治本的方式。首先要了解是什麼東西容易誘發氣喘？我們可以藉由第二章所提到過敏原的測定法來了解，孩子到底對什麼東西過敏，或是經由父母的細心觀察看看有什麼樣的因素容易使症狀變嚴重，進而在環境中改善這些因子使氣喘可以得到良好的控制。

小兒過敏，八、九成是「塵蟎」引起

首先要和你們提到的是「塵蟎」，尤其在台北地區溫濕的環境下，吸入型的過敏原幾乎八、九成是塵蟎在作怪，牠其實是個我們肉眼都看不到的八隻腳小蜘蛛，身長不超過 0.5 公厘，適合生長的溫度為 22 ～ 26℃、濕度為 70 ～ 80%，如台灣這種亞熱帶的氣候，相當利於塵蟎生長。光是一張一般大小的床下就可以有三百萬隻塵蟎跟我們同床共枕，不能小看牠們的數量及影響。牠們以人類或動物（**貓、狗**）脫落的皮屑、毛髮維生，居家常見的塵蟎以歐洲塵蟎（Dermatophagoides pteronyssinus）和美洲塵蟎（Dermatophagoides farinae）最容易使人過敏，其屍體及排泄物都是很強的過敏原。但實際上我們很難完全移除室內的塵蟎，所以請勿相信坊間任何聲稱可以「完全」清除塵蟎的吸塵器、防蟎噴劑或清潔劑的廣告，但可以透過以下幾種方法降低塵蟎的數量：

① 每 1-2 週用超過 55℃的熱水清洗枕頭套、被單、居家衣物

超過這個溫度可以有效地殺死塵蟎，若以冷水清洗，可選用有除塵蟎配方的洗衣精，並且盡量經日光曝曬或是使用烘衣機以達到高溫殺死塵蟎的目的，乾洗本身雖可殺塵蟎但無法有效去除已經附著其上的過敏原。

② 使用防蟎寢具

包括枕頭套、被套、床墊等，可有效阻絕塵蟎與人體接觸。市面上有物理性防蟎寢具，藉由細密針織法或不通透的設計來阻擋塵蟎，另外是化學性防蟎寢具，藉由添加化學藥劑殺死或驅離塵蟎，但使用期限較短，且防蟎效果會因為清洗次數增加而遞減，需定期更換。不管使用何種防蟎寢具，每兩個月仍需要以上步驟清洗。

③移除絨毛玩具、桌墊、地毯、布窗簾

如果無法避免絨毛玩具的使用，也記得週週使用熱水洗滌，丟進冷凍庫中一晚可以殺死塵蟎但無法移除玩具上的過敏原。厚重的地毯是塵蟎過敏原以及寵物過敏原的大本營，就算使用除蟎真空吸塵器也無法完全的移除，最好的做法就是不要用地毯。另外，布窗簾也可以更換為好清潔的百葉窗設計。

④堅硬家具地面仍需每週使用抹布或靜電布擦拭

尤其是家裡有小小孩的家庭，地板清潔尤其要注重，因為小孩會在地上爬行。用來清潔的抹布也要注意定時清洗、消毒。

⑤每週使用 HEPA 等級的真空吸塵器清理地毯

最好不要使用地毯，如果一定需要使用地毯，請找具有高效率空氣過濾網（High efficiency particulate air filter, 簡稱 HEPA filter）的真空吸塵器，可以移除空氣中所含之微粒子及微生物，但在清理的 20 分鐘內室內將會因吸塵的關係產生大量的灰塵，因此，如果有過敏的孩子請在清理完 20 分鐘後再進室內。

⑥降低室內的濕度、抱持乾燥

濕度低於 50% 可以有效減緩塵蟎的生長，保持室內通風及乾燥是不二法門；也可使用除濕機或是具有除濕功能的空氣清淨機。

寵物的毛通常不是過敏的元凶

如果對於寵物過敏，常常會讓大眾誤以為過敏原是寵物身上的毛，但其實是寵物的口水、汗液、皮屑等物質，這些過敏原容易附著在毛髮上，隨空氣飄盪而會被吸入造成過敏症狀。最好的方法當然就是不要飼養寵物，尤其是家中已經有對有毛動物過敏的成員，當然有時候無法如此不近人情的說不養就不養，退而求其次就是盡量將貓狗養在室外，真的沒辦法，至少要守住臥室、客廳不讓寵物進入。

縱使已經移除或移出寵物，室內過敏原的濃度仍需至少 6 個月才可能降低至不易誘發氣喘的程度。嘗試使用 HEPA 等級的真空吸塵器勤快的清理屋內或是勤洗寵物以降低過敏原產生。

打造一個黴菌無法生存的環境

台灣氣候多溫濕，不但適合塵蟎生長，更容易長黴菌，溼度高且屋內通風不良，黴菌很容易於牆上形成壁癌，或是容易在衣櫃、潮濕的浴室、冰箱後方孳生，如果小朋友對於黴菌有過敏，則可以考慮使用下列方式除黴：

① 使用漂白水或除黴清潔劑清除所有看得見的黴菌。

② 確保室內的通風乾燥，尤其是浴廁等濕氣容易堆積的地方。

③ 檢查室內是否有管線老舊漏水，形成壁癌之虞。

④ 檢查室內排水孔是否有堵塞。

⑤ 移除室內盆栽，室內盆栽很適合黴菌及塵蟎生長。

⑥ 室內潮濕的地毯、毛巾、桌巾等，應盡快清洗或是乾燥。

⑦ 使用除濕機或是 HEPA 等級的空氣濾淨機、真空吸塵器去除黴菌。

家有過敏兒，戒菸才是王道

香菸之前章節提過其內許多有毒物質都是很強的過敏原容易誘發氣管敏感，不管是產前、產後接觸都有極強的證據顯示與日後氣喘相關，同時二手菸也會使已經氣喘的孩子情況變糟。因此家中有過敏的孩子正是勸家中成員戒菸的好時機，因為不單單只是走去屋外吸菸這麼簡單而已，香菸中的物質仍有可能附著於衣物、家具上，而有機會接觸到過敏的孩童，所以沒什麼轉圜的空間，還是戒菸吧。

環境的控制要看到明顯的效果，可能會需要花數個月或甚至更久的時間，但避免誘發因子確實是對於想控制好氣喘以及其他過敏疾病來說，非常重要的一環，也值得家中有過敏兒的父母積極為他們改善容易過敏的環境。

09 改善、控制氣喘病情的方法 藥物治療篇

皮皮被醫師診斷為輕度持續型氣喘，建議要開始用藥控制保養氣管了，那到底有哪些選擇呢？

氣喘用藥不適用於長期使用

經醫師評估氣喘的嚴重度之後，會根據全球氣喘創議組織（GINA）所提出的治療方針選擇藥物控制氣喘症狀（**如附表一**），並且視其症狀控制的好壞選擇降階或昇階藥物的使用。

治療氣喘本身是一場長期抗戰，而藥物使用也不是永久的依賴，而是待體質改善以及環境控制後，就可以慢慢停止這些藥物。以下就針對氣管保養的常見用藥跟各位介紹。

吸入型類固醇

吸入型類固醇藉由吸入呼吸道產生局部抗發炎作用，而減少全身性的類固醇吸收，是兒童氣喘控制藥物的首選，有做成加壓定量噴霧劑型（Pressurized metered dose inhaler，**簡稱** MDI），適合各年紀層的患者使用，以及乾粉吸入劑型（Dry powder inhaler，**簡稱** DPI），通常給予學齡以上的孩子或大人使用。醫師會依年紀、患者接受度、方便性來做選擇。舉例來說，若是一位 3 歲的孩童需要用吸入型類固醇，可以選擇 MDI 劑型，但因為無法學習閉氣，還需要再加裝有面罩的無靜電吸藥輔助器才有辦法正確的吸藥，（**附表二**）列出各年齡層適合選用的劑型。雖然吸入型類固醇幾乎沒有全身吸收的副作用，但是局部的影響還是需要注意的，包括藥物殘留口腔中造成口腔念珠菌的感染，以及影響聲帶造成聲音沙啞，這些局部的副作用都可以藉由吸完藥漱口來盡量避免。

白三烯素拮抗劑

白三烯素（Leukotriene）是發炎時常見的物質，其中作用機轉牽涉複雜，當氣喘發炎時，白三烯素參與了包括氣管平滑肌收縮狹窄，黏液細胞分泌痰液，影響血管通透以及白血球的移動，並且影響其他下游的發炎細胞釋放發炎物質，在氣喘以及過敏性鼻炎扮演重要的腳色。爾後就有所謂的白三烯素受體拮抗劑（Leukotriene receptor antagonist）問世，此藥品代表為欣流（**商品名** Singulair），對於輕度持續型的氣喘以及季節性過敏性鼻炎都有相當不錯的效果，於中重度的氣喘症狀可以搭配吸入型類固醇一起使用。這個藥物當然無法取代吸入型類固醇的療效，不過它的好處是可口服咀嚼，省去學吸藥的方法，副作用少又非大眾聞之色變的類固醇藥物，因此接受度來說都蠻高的。雖然如此，但仍然有些零星的精神方面副作用被報導出來，如易怒煩躁、失眠、攻擊性、自殺念頭等，不過這些偶發的不良反應在停藥後都會消失，基本上也毋須太過惶恐，還是需要和過敏科醫師討論做出最適合孩子的用藥規劃。

長效吸入型氣管擴張劑

這類藥物屬於長效型 β 交感神經促進劑，具有是氣管平滑肌放鬆而有擴張氣管的效果，得搭配吸入型類固醇使用，單獨使用有安全上的疑慮，對於 5 歲以上的氣喘兒童，應當使用單一吸入型類固醇無法控制或是中重度持續型氣喘，吸入型類固醇加上此種長效型氣管擴張劑可以是優先考慮的選項，使用這樣複合的藥物效果與提高吸入型類固醇劑量不相上下，可以減少吸入高劑量型類固醇的機會是它的優點，目前市面上的這類藥物已合併吸入型類固醇與長效型氣管擴張劑，使用上與一般吸入藥劑無異。

其他藥物的治療

以上所敘述的藥物是比較常用的，當然還有一些其他的藥物治療，但一般使用上不是首選，故整理如下：

① 茶鹼類藥物（Theophylline）：此藥物對於氣管有舒張的作用也具有抗發炎的效果，對一些難治的氣喘兒童可能有療效，

而且因為這藥物由來已久，價格便宜，所以在一些負擔不起高價吸入劑的國家裡較常使用，但它對於中樞神經的刺激造成頭痛、焦慮、過動、失眠等等是有名的副作用。而且血中濃度很容易就超標造成副作用，所以還需要監測血中藥物的濃度，使用上較麻煩。

② **肥大細胞穩定劑**（Mast cell stabilizer）：代表藥物為咽達永樂（Cromolyn sodium），這類藥物可以穩定肥大細胞不釋放許多的發炎物質，肥大細胞也是過敏發炎時一起釋放很多發炎激素的重要細胞。這類藥物通常做成吸劑、鼻噴劑、眼藥，優點是低全身吸收性幾乎無副作用，但缺點為效果仍不如吸入型類固醇類藥物，且需要頻繁的使用，作為一個長期控制藥物不是很方便。

③ **抗免疫球蛋白 E 抗體**（Anti-IgE antibody）：這種新藥代表是樂無喘（Omalizumab，**商品名** Xolair），是拮抗免疫球蛋白 E 的作用使得免疫球蛋白 E 參與的發炎反應受到抑制，對於 6 歲以上相當難治且使用許多治療都無效的氣喘兒可能有療效，這個新的生物製劑藥價格貴，屬於健保專案申請藥物，且需要用注射方式施打，嚴重到要用這藥的孩子是少之又少，仍屬於最後一線的氣喘用藥。

免疫／減敏療法

這種治療說實在不是個新療法，早在民國開國的 1911 年就問世，原理是利用不斷的抗原刺激，使身體的免疫調節機制活化，產生耐受性，對於過敏原就「乏」了，如同養蜂人家一直被蜜蜂螫，久而久之身體認識了蜜蜂毒液後，就沒有很強的被螫反應了。「免疫／減敏療法」是目前唯一可以治本，改變病程的治療，臨床上許多研究證實皮下減敏療法可以使氣喘或是花粉熱症狀改善，甚至在停止治療後 12 年都有效果在。

減敏治療目前主流為皮下減敏治療，是利用已知會過敏的過敏原做成標準的製劑，以皮下注射，多次且漸進拉高劑量的方式施打，這樣的治療缺點是得承受打針的皮肉之苦，療程冗長耗時須時數年，對於小朋友來說真是件苦差事，而且直接施打過敏原會有引起嚴重的全身性過敏的風險。

另一種治療方式則為舌下減敏治療，利用過敏原滴入或含在舌下吸收，避免打針之苦，對於小朋友的接受度就較高，而且幾乎不會引發全身性過敏的副作用，僅僅是局部的癢感和腸胃不適的副作用。但是舌下減敏治療的研究較少，兒童的劑量、安全性和效果仍在評估階段，雖然早被歐洲等國家核准使用，但美國的食品藥物安全局仍未正式核准，台灣的話，目前臨床試驗正開始起步進行中，期望不久後有台灣食品藥物管理署核准的舌下減敏治療問世。

附表一　氣喘預防性藥物治療流程圖（大於 5 歲孩童適用）

第一階	第二階	第三階	第四階	第五階
氣喘衛教、環境控制				
有症狀時使用速效型 β2 交感神經促進劑				
	以下擇一	以下擇一	加上一項或一項以上的治療	第四階藥物加上一項或一項以上的治療
控制藥物的選擇	低劑量吸入型類固醇	低劑量吸入型類固醇＋吸入型長效型 β2 交感神經促進劑	中或高劑量吸入型類固醇＋吸入型長效型 β2 交感神經促進劑	口服類固醇（最低劑量）
	白三烯素受體拮抗劑	中或高劑量吸入型類固醇	白三烯素受體拮抗劑	抗免疫球蛋白E抗體
		低劑量吸入型類固醇＋白三烯素受體拮抗劑	緩釋型茶鹼	
		低劑量吸入型類固醇＋緩釋型茶鹼		

說明：

(1) 本表引用自全球氣喘創議組織（GINA）對於五歲以上孩童氣喘治療建議。

(2) 當氣喘控制程度良好時可考慮降階，部分控制則可以考慮昇階，控制不良則建議昇階治療已達完全控制下來。

(3) 紅框者為 GINA 建議的首選治療。

氣喘預防性藥物治療流程圖（小於 5 歲孩童適用）

氣喘衛教、環境控制		
有症狀時使用速效型 β2 交感神經促進劑		
良好控制 視需要使用速效型 β2 交感神經促進劑達到控制	部分控制 視需要使用速效型 β2 交感神經促進劑達到部分控制	未獲控制 以低劑量吸入型類固醇未得到控制或僅部分控制
控制藥物選擇		
繼續目前的速效型 β2 交感神經促進劑	低劑量吸入型類固醇	低劑量吸入型類固醇的 2 倍劑量
	白三烯素受體拮抗劑	低劑量吸入型類固醇＋白三烯素受體拮抗劑

說明：

(1) 本表引用自全球氣喘創議組織（GINA）對於 5 歲以下孩童氣喘治療建議。

(2) 紅框者為 GINA 建議的首選治療。

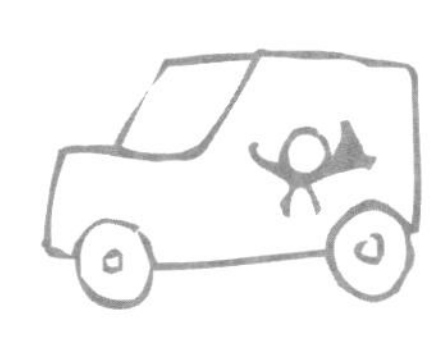

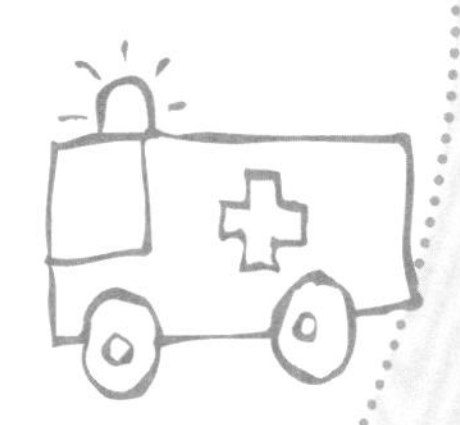

附表二 各吸入型控制藥物適合之年齡層

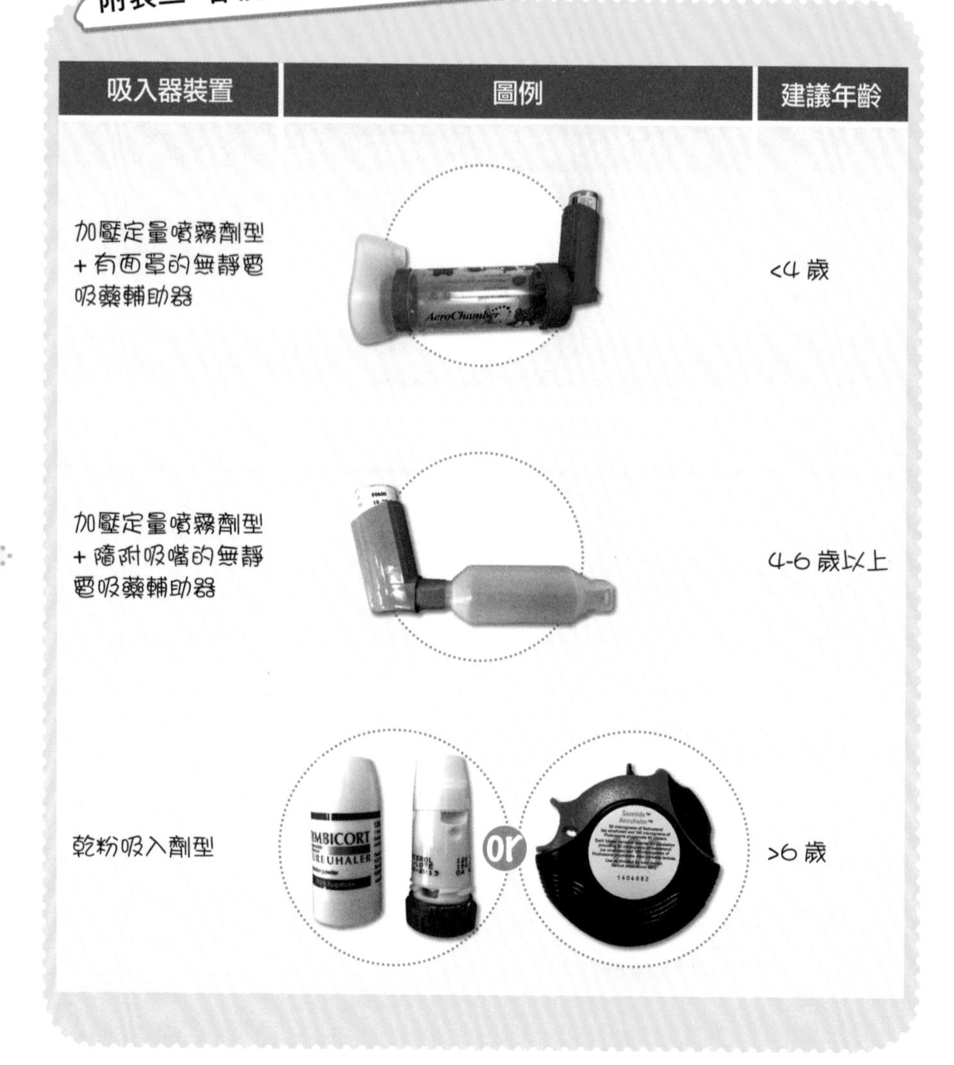

吸入器裝置	圖例	建議年齡
加壓定量噴霧劑型＋有面罩的無靜電吸藥輔助器		<4 歲
加壓定量噴霧劑型＋隨附吸嘴的無靜電吸藥輔助器		4-6 歲以上
乾粉吸入劑型	or	>6 歲

說明：

(1) 本建議修改自全球氣喘創議組織（GINA），此建議年齡僅供參考，每個孩子吸藥的配合程度不一，仍需要臨床醫師協助評估選擇適合的劑型。

(2) 使用方式可詢問風濕過敏免疫科醫師或是氣喘衛教師。

10 改善、控制氣喘病情的方法 生活監控篇

皮皮與媽媽聽從醫師的建議，開始氣管的保養工作，不但把臥室打掃得乾乾淨淨，且按照醫師的處方使用保養藥物，確實狀況好了許多，但是媽媽不禁要問，皮皮的氣喘到底有沒有控制好，該怎麼觀察呢？

觀察氣喘的控制程度

醫師一旦擬定了治療的計畫，後續的追蹤和監控就是相當重要的事情，常常看到的是醫師對症下藥，症狀變好了，結果許多家長就自行停止治療了，數個月不見，回來門診又是如同之前這樣喘吁吁，常常這樣玩著「嘿！我又來了，我又消失了。」的遊戲，久而久之氣管就容易受到難以回復的傷害了。

所以開始治療之後，父母在家要細心的觀察孩子的症狀以及發作的情況，有助於讓醫師判斷藥物的調整。一般來說，控制藥物的使用以三個月左右為單位，如果這三個月的控制狀況很好，那可以考慮把藥物減下來，反之，則需要重新檢視小朋友的生活環境，藥物使用的頻率、方式是否有問題，需要的話就要調昇藥物使用。(**附表一**) 同樣是依據全球氣喘創議組織，列出大於 5 歲以及小於 5 歲的氣喘控制程度表，我們可以記錄白天及夜間的症狀，包括持續咳嗽或是呼吸急促的情況發生，夜咳的有無，是否咳到醒來，活動限制則是觀察小朋友有沒有因為氣喘咳嗽症狀干擾日常活動或運動；還有一些急救氣管擴張劑的使用頻率，乃至於是不是真的急性發作情況產生，較大的孩子可以評估肺功能，提供一個客觀的數據，而學齡前的孩子每年可能會發作 1-2 次，如果發作之外完全沒症狀，仍可以當作是控制良好。

善用兒童氣喘控制測驗（Asthma control test）

兒童氣喘控制測驗這樣的問卷是以主觀症狀加上客觀頻率觀察的問題，算出量化的分數來評估，可以讓家長容易了解孩子的氣喘是不是很糟，也可以讓醫師很快地了解孩子氣喘控制的狀況，有更多的時間可以跟父母與孩子討論藥物的使用以及環境衛教。(**附表二**) 及 (**附表三**) 為 4 ～ 11 歲以及 12 歲以上兒童的問卷。如果結算分數為滿分則表示全面的控制，在 20 或 20 分以上，表示控制良好，19 或 19 分以下表示未獲控制。

肺部功能的監控

這是使用之前章節所提到的使用尖峰吐氣流量計（Peak flow meter）在家監測每天的尖峰吐氣流量（Peak expiratory flow），這種方式也是提供一個量化的工具，給對於氣喘症狀不是這麼敏感的孩子或家屬看，了解自己目前氣管的狀況。做法是在平時測得個人最佳的尖峰吐氣流量，再取其 80% 以上訂為綠燈區，表示狀況良好，50 ～ 80% 訂為黃燈區，表示有惡化的跡象該隨時小心，50% 以下的紅燈區，就表示目前可能處在控制不好，急性發作的階段，要進一步的處理了。我們可以把每天的尖峰吐氣流量記錄下來（**範例如附圖一**），可以了解整個月的狀況，以及當時用藥和環境變化，有助於了解生活中會使氣管狀況惡化的因子，也可以在回診時幫助醫師判斷控制的好壞。

有關於氣喘的監控以及衛教知識可以下載由林口長庚小兒風濕過敏免疫科暨台灣氣喘諮詢協會製作的「悠遊氣喘」App，內容包括以上所談的氣喘控制測驗、尖峰吐氣流量紀錄、單日氣喘狀況自我檢測，還有連結官方單位的當日空氣品質以及溫溼度指標，藥物使用以及回診提醒，和氣喘衛教常識，內容豐富，可至 Itunes App store 或是 Google play 商店搜尋「悠遊氣喘」，或是使用以下的 QR 碼下載（**如 P228**）。

IOS 版本	Android 版本

氣喘兒可以運動嗎？

一般家長多半擔心氣喘發作很可能跟運動有關係，或是發現孩子在運動過後特別會咳或是喘，進而阻止孩子從事運動。雖然文獻上確實發現 40% 的氣喘兒會在運動過後有症狀產生，但也有研究發現控制良好的氣喘兒童有計畫且規律的運動，比起都不敢運動的孩子，擁有更好的肌耐力，而且運動會喘的原因不外乎是吸入乾冷空氣的刺激、劇烈的運動等，這些都可以靠良好的熱身運動以及挑選適合的環境來解決。

良好的熱身運動指的是在劇烈運動前以間歇性的方式從事每次 3-5 分鐘的暖身持續 15 分鐘左右，以不會引起胸悶咳嗽等症狀為原則。而適合的環境則是避免在乾冷空氣環境下運動，包括登山、冰上運動等等，而且盡量用鼻子呼吸，可以過濾空氣中的灰塵以及對吸入的空氣有加溫加濕的效果。另外，運動的類型可以朝有氧運動方面選擇，如有氧舞蹈、瑜珈、游泳、慢跑、太極拳等等，都有助於心肺功能的提升。

有一部分的孩子屬於運動誘發型氣喘，他們平常沒什麼症狀，但是一經過劇烈運動就容易呼吸困難或是哮喘咳嗽，這些孩子到底能不能運動呢？答案仍然是可以的，事實上有許多出色的跑步選手以及籃球國手本身都有運動誘發型氣喘，但在良好的控制下，可是一點都不會影響他們的表現呢。

除了良好的熱身以及運動環境的選擇，有時候運動誘發型氣喘會需要在運動前 15 分鐘使用短效吸入型氣管擴張劑，以確保後續運動不會發生氣管收縮之虞，如果較嚴重的運動誘發型氣喘，平時可接受氣喘控制藥物治療也能得到很好的控制，那他們從事任何運動就會跟一般孩子無異，只需要備著急性緩解的短效型氣管擴張劑應付不時之需即可。

急性氣喘發作時的處理

氣喘的孩子最怕的就是急性的發作，也就是突然的氣管收縮，費力或急促呼吸，持續且嚴重的咳嗽，嚴重時可能會呼吸困難，唇色發紺甚至死亡。發作時的症狀以及嚴重度列於（**附表四**）。輕度到中度的急性發作，可以在家裡先使用吸入短效型氣管擴張劑每 10-20 分鐘配合正確的吸藥動作約 2-4 噴，或是使用加於氣霧機的短效型氣管擴張劑，如果 1 小時內沒有辦法改善症狀，就得盡速就醫。中重度發作可能會有缺氧唇色發紺的現象，建議還是盡快就醫請醫師評估。一般中重度急性發作還是會需要短期使用口服或針劑的類固醇將發炎反應趕快控制。在急性發作後，仍需要找追蹤的醫師討論孩子的氣喘控制狀況或是誘發因子的存在，才能預防下一次的急性發作，惟有減少發炎的次數，才不會使氣管受到無法回復的傷害。

附表一　大於 5 歲兒童及成人氣喘控制程度表

指標	良好控制 （下列項目全部達到）	部分控制 （任一週中有任何一項出現）	未獲控制
日間症狀	沒有 每週 2 次或 2 次以下	每週 2 次以上	在任何 1 週中出現 3 項或 3 項以上
日常活動限制	沒有	有	
夜間症狀或醒來	沒有	有	
需要用到緩解藥物	沒有 每週 2 次或 2 次以下	每週 2 次以上	
肺功能*	正常	<80% 個人最佳值或預測值	
急性發作*	沒有	每年 1 次或以上	在任何 1 週中出現 1 次或以上

說明：

(1) 日間症狀及夜間症狀為喘鳴、咳嗽甚至出現急性發作的呼吸困難等症狀。

(2) 小於 5 歲的孩童不考慮（*）這兩個指標。

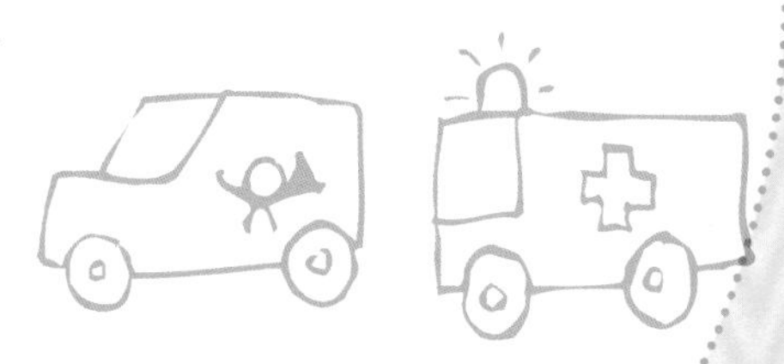

附表二　4～11 歲兒童氣喘控制測驗

步驟一 讓你的小孩完成以下問題 　分數

Q1 今天你**氣喘**的狀況怎樣？

⓪	①	②	③
非常不好	不好	好	非常好

Q2 當你跑步、運動或玩耍時，你的**氣喘**會造成多大的問題？

⓪	①	②	③
那是個大問題，我無法做我想做的	那是個問題，我並不喜歡	是有點問題，但還好	並不會造成影響

Q3 你會因為你的**氣喘**而咳嗽嗎？

⓪	①	②	③
會，一直如此	會，大部分時候	會，有些時候	不會，從來不會

Q4 你會因為**氣喘**而在夜間醒來嗎？

⓪	①	②	③
會，一直如此	會，大部分時候	會，有些時候	不會，從來不會

步驟二 讓你的小孩完成以下問題

Q5 在過去 4 週中，平均每個月有幾天你的小孩在白天出現了**氣喘**症狀？

⑤完全沒有　④1-3 天　③4-10 天　②11-18 天　①19-24 天　⓪每天都有

Q6 在過去 4 週中，平均每個月有幾天你的小孩在白天因**氣喘**而發出哮喘聲？

⑤完全沒有　④1-3 天　③4-10 天　②11-18 天　①19-24 天　⓪每天都有

Q7 在過去 4 週中，平均每個月有幾天你的小孩在夜間因**氣喘**（夜咳）而醒來？

⑤完全沒有　④1-3 天　③4-10 天　②11-18 天　①19-24 天　⓪每天都有

步驟三 請參考說明，以確定您的分數所代表的意義 　總分

說明：

(1)本表摘錄修改自台灣氣喘衛教協會 → http://www.asthma-edu.org.tw/asthma/

(2)結算分數在滿分 27 分表示全面控制，20~26 分表示控制良好，19 或 19 分以下表示未獲控制。

附表三　12 歲以上兒童及成人氣喘控制測驗

步驟一 **請在每個問題，圈選出適當的分數，並將分數寫在右邊空格內。請儘可能誠實作答，這將幫助您和醫師討論氣喘的實際狀況。**

	①	②	③	④	⑤	分數
Q1 在過去 4 週中，您的**氣喘**有多常讓您無法完成一般的工作、課業或家事？	總是如此	經常如此	有時如此	很少如此	不曾如此	
Q2 在過去 4 週中，您多常發生呼吸急促的情形？	一天超過 1 次	一天 1 次	一週 3 至 6 次	一週 1 或 2 次	完全沒有發生過	
Q3 在過去 4 週中，您多常因為**氣喘**症狀（喘鳴、咳嗽、呼吸急促、胸悶或胸痛）而讓您半夜醒來或提早醒來？	一週 4 次或 4 次以上	一週 2 次至 3 次	一週 1 次	1 或 2 次	完全沒有發生過	
Q4 在過去 4 週中，您多常使用急救性藥物或噴霧式藥物（例如 AlbuterolR（舒坦寧®）、Ventolin®（泛得林®）、Berotec®（備勞喘®）或 Bricanyl®（撲可喘®）等氣喘藥物）？	一天 3 次或 3 次以上	一天 1 或 2 次	一週 2 或 3 次	一週 1 次或更少	完全沒有使用過	
Q5 在過去 4 週中，您對您**氣喘**控制程度的評價為何？	完全沒有受到控制	控制不好	稍微受到控制	控制良好	完全受到控制	

步驟二 **請將分數相加，算出您的總分。**

步驟三 **確定您的分數所代表的意義。**

總分

說明：

(1) 本表摘錄修改自台灣氣喘衛教協會 ➜ http://www.asthma-edu.org.tw/asthma/

(2) 結算分數在滿分 25 分表示全面控制，20~24 分表示控制良好，19 或 19 分以下表示未獲控制。

附表四 氣喘發作時的症狀及嚴重度

呼吸症狀	輕度	中度	重度	瀕臨呼吸衰竭
喘息程度	走路會喘 可躺下呼吸	說話會喘，嬰兒哭聲短弱，餵食困難	休息時會喘，嬰兒停止進食。弓身前傾呼吸	呼吸窘迫
說話長度	完整整句	間斷片語	間斷單字	不能言語
意識狀態	可能會焦躁	通常會焦躁	通常會焦躁	嗜睡或意識不清
呼吸速率	增加	增加	通常 >30 次／分	
使用呼吸輔助肌或胸骨上方凹陷	通常沒有	通常有	通常有	胸腹部的反常運動
喘鳴聲	不大聲，通常在吐氣末端聽到	大聲	通常大聲	喘鳴聲消失，表示氣管緊縮到塌陷

說明：

本表摘錄修改自全球氣喘創議組織急性氣喘發作治療建議，不過因為居家照顧上較難測得生命徵象數字，包括心跳、血壓、血氧等，故此處僅列出明顯可以觀察得到的症狀。

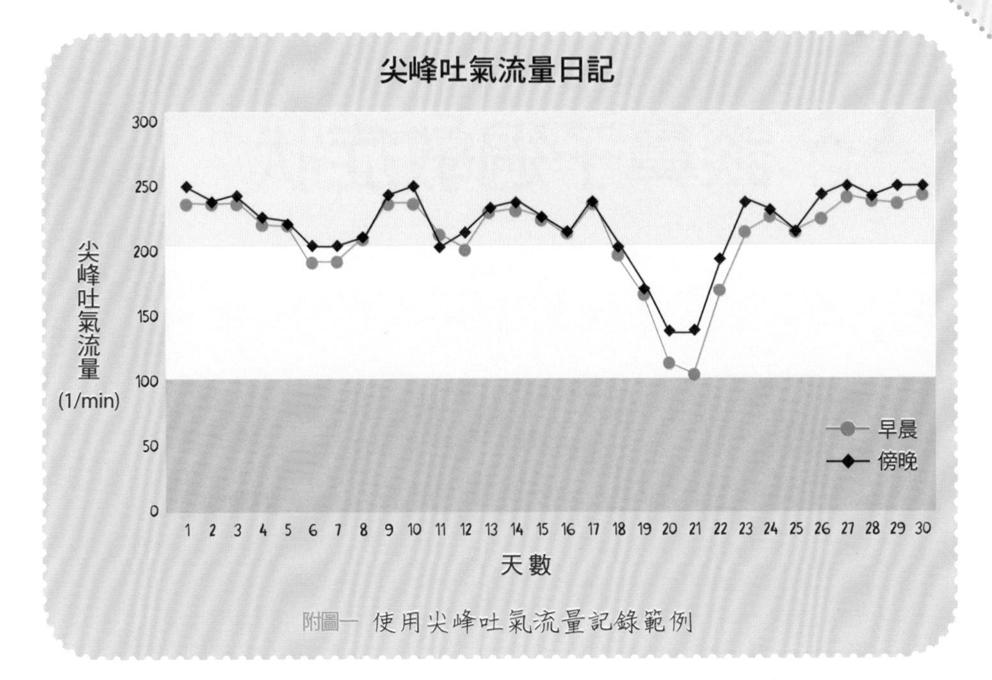

附圖一 使用尖峰吐氣流量記錄範例

每日於清晨以及傍晚使用尖峰吐氣流量計測量三次取最高值記錄於表上，取個人最佳值的80%以上為綠燈區，50~80%為黃燈區，50%以下為紅燈區。如同上圖的範例，是個9歲大的男生，他個人最佳值約為250L/min，所以200L/min以上為綠燈區，125~200L/min為黃燈區，而125L/min以下就是紅燈區了。這位小男生在20~21天時因為天氣變化加上感冒，有劇烈夜咳以及胸悶的現象，反映出來的肺功能就是明顯變差，在回診追蹤給予適當藥物治療後，肺功能又回到一般狀況了。

11 鼻子就是我的氣象台
談鼻子過敏症狀

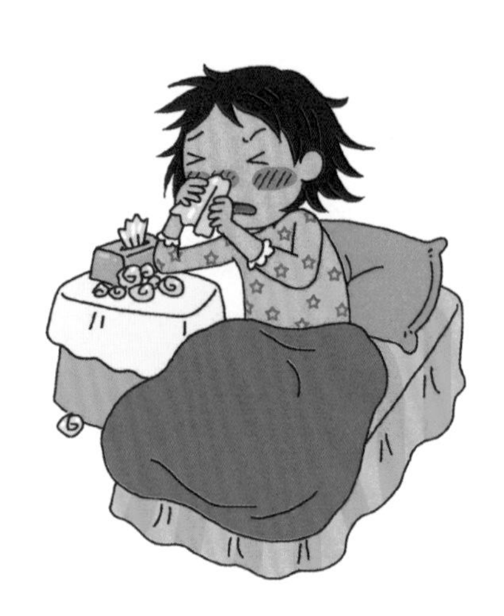

8歲的茜茜每天早上起床都鼻涕共共流，衛生紙堆得像小山一樣，尤其最近台北冬天氣候忽冷忽熱，茜茜的鼻子彷彿跟著台北的氣候跳恰恰般的時好時壞，她一邊擤鼻涕一邊跟媽媽哭訴著，「好想把鼻子割掉喔！」這就是惱人的過敏性鼻炎阿。

過敏性鼻炎的致病機轉與症狀

盛行率超高的過敏性鼻炎在大台北地區幾乎有五成的小朋友有相關症狀，雖然它不若氣喘那樣喘起來可能致命，但不舒服的症狀著實會干擾睡眠品質、工作及學習效率，甚至跟注意力不集中、妥瑞氏症等疾病相互影響，就生活品質而言，也不可謂小病呀。

基本上過敏性鼻炎還是由吸入型的過敏原經免疫球蛋白E造成的過敏反應而產生一連串發炎反應，與氣喘的致病機轉類似，而且經過過敏原的反覆刺激後，鼻黏膜會進而產生非特異型的過敏反應，對於一般刺激也變得相對敏感，導致過敏季節時很容易在鼻黏膜產生肥大細胞的增生，誘發噴嚏、鼻充血、鼻水等症狀。

過去依照發作時間的型態分為季節型以及全年型，季節型一般認為與季節交替時的室外過敏原，如花粉、雜草植物等有關，容易發生在春夏季節。而全年型的則是和室內的過敏原關係較大，包括塵蟎、黴菌、灰塵、蟑螂、貓狗毛等等，由於每日生活起居都有接觸，所以經年累月都可能會有症狀。而現在我們則用症狀的持續時間以及嚴重度來做區分。

過敏性鼻炎症狀其實和感冒相當類似，不過以下對症狀更詳細的描述以和一般感冒流鼻水做區分：

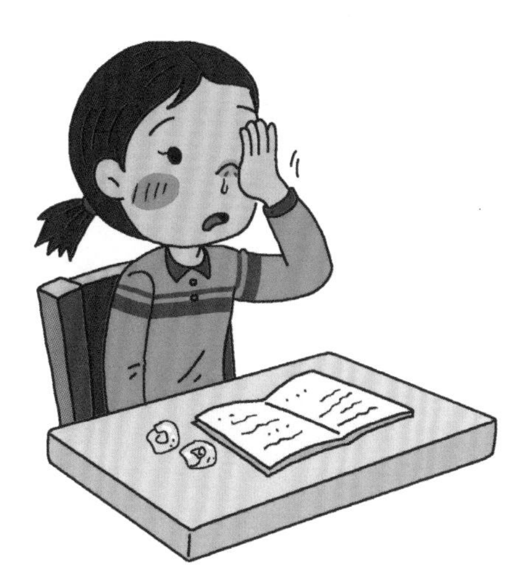

附圖一 過敏儀式（Allergic salute）

① 流鼻涕、鼻水

較大的孩子會經常的擤鼻涕，尤其在起床時一旦發作可能會擤出一坨衛生紙山，而較小的孩子不見得會擤鼻涕，反而會不時有吸鼻涕的聲音，或是鼻子產生怪聲，而引起家長的注意。

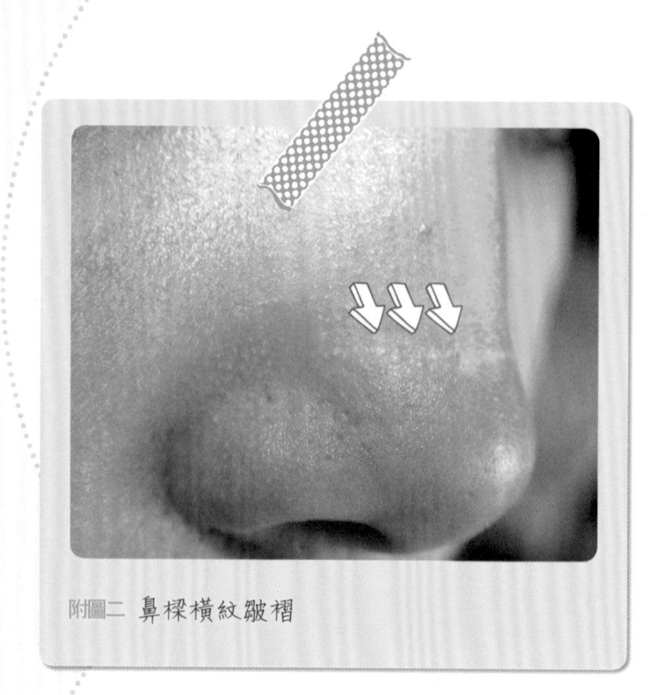
附圖二 鼻樑橫紋皺褶

②鼻子癢

使孩子有時出現擠眉弄眼的怪表情，甚至常常摳鼻子，摳到流鼻血的所在多有，有時候有所謂的過敏儀式（Allergic salute，**如附圖一**），推久了在鼻樑上就容易出現橫紋皺褶（**如附圖二**）。

③鼻塞

經常鼻塞因而常常張口呼吸、口乾舌燥，鼻塞同時也會使鼻涕倒流，導致不時有清喉嚨似的咳嗽，以及喉頭有異物感，睡覺時就容易打呼，甚至影響睡眠品質，白天上課、上班注意力不集中。

④伴隨其他疾病

同是過敏體質引起，所以容易伴隨過敏性結膜炎，也就是不時眼睛癢、異物感，並且因為眼鼻周邊血液淋巴迴流不佳，色素沉積就有黑眼圈產生（**如附圖三**），還有異位性皮膚炎、蕁麻疹以及氣喘等等。而慢性的過敏性鼻炎則容易合併有如反覆性的鼻竇炎、中耳炎、腺樣體肥大，嗅覺失靈，或是牙齒咬合問題。

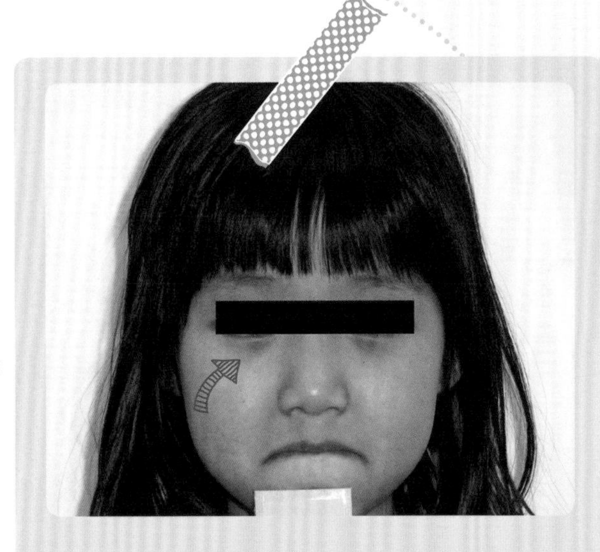
附圖三 過敏性黑眼圈（Allergic shiner）

⑤ 過敏性鼻炎與感冒的區分

過敏性鼻炎可以發現和季節、溫度、濕度、空氣汙染有很大的相關，以時間來說通常會在清晨起床容易發作，睡前則容易鼻塞、鼻涕倒流、甚至會有夜咳的情況且症狀可能持續數週或數月。除了鼻子、眼睛等相關症狀，精神活力、食慾都不太受到影響。

而呼吸道的感染雖然也會鼻水鼻塞，但通常沒有時間性，也不太會和週遭環境有相關，持續時間也不容易超過 1~2 週，有時候急性感染期還會伴隨發燒、全身倦怠、喉嚨疼痛、食慾不振等等。當然有時候會過敏性鼻炎合併呼吸道感染，會增加判斷的難度，都需要持續的回診追蹤才能對症下藥。

家長如果有懷疑自己的孩子有過敏性鼻炎，也可以藉由（**附表一**）的問卷在家自我做評估。

過敏性鼻炎的診斷工具

過敏性鼻炎其實多半靠症狀以及理學檢查作判斷，身體檢查方面多半可以發現前述的黑眼圈、鼻樑橫紋、齒列不正、眼結膜紅腫等等，往鼻內檢視則可能發現清澈的鼻水，腫脹但是偏灰白的鼻黏膜，以及鼻甲肥厚。而診斷工具主要是區分是否有過敏體質，也就是利用前面章節提過的過敏原測試或是檢驗主導過敏的免疫球蛋白E與嗜酸性白血球，以及鼻黏膜的嗜酸性白血球抹片有無偏高。另外過敏原鼻腔激發試驗常用於學術研究，不過對於成人的職業性鼻炎的診斷有一定的價值。鼻腔內視鏡則是可以用來區別是否有其他原因的鼻炎鼻息肉或是構造異常。此外，目前沒有一個好的影像學檢查可以幫助診斷過敏性鼻炎。

過敏性鼻炎的分類

根據世界衛生組織發行的「過敏性鼻炎的處理及其對氣喘影響」治療指引以及「台灣兒童過敏性鼻炎治療指引」，將症狀發作的頻率以及時序時間分為「間歇型」與「持續型」，而對於過敏性鼻炎的症狀對生活影響程度分出嚴重度，交叉出四種類型的過敏性鼻炎（**附表二**），另外根據臨床症狀的傾向可以分為噴嚏鼻涕型和鼻塞型（**附表三**），而不同類型的鼻炎，治療方針也會有所不同喔！治療部份我們於下個章節為各位介紹。

附表一　過敏性鼻炎問卷

問題	回答
1 你是否有下列任何一種症狀？	
A 只有單側鼻孔有症狀	○是　○否
B 鼻子有綠色或黃色膿鼻涕	○是　○否
C 黏稠鼻涕倒流（倒流到喉嚨）和／或無鼻涕前流	○是　○否
D 顏面疼痛	○是　○否
E 反覆流鼻血	○是　○否
F 喪失嗅覺	○是　○否
2 大多數的日子裡至少有一小時有下列任何一種症狀（或季節性過敏患者在花粉季節裡大多數的日子裡有下列任何一種症狀）	
A 流水樣鼻涕	○是　○否
B 打噴嚏，尤其是強烈陣發性的	○是　○否
C 鼻塞	○是　○否
D 鼻子癢	○是　○否
E 結膜炎（眼睛紅、癢）	○是　○否

說明：

(1) 此本問卷摘錄自「台灣過敏性鼻炎診療指引 2011 年版」。

(2) 在問題 1 中的各項回答中有一項為「是」則必須考慮過敏性鼻炎以外的診斷或是有可能合併有其他疾病的過敏性鼻炎，可考慮至過敏科醫師評估。

(3) 除了流水樣鼻涕外，同時有問題 2 的其他各項回答中任一項為「是」，則必須考慮過敏性鼻炎的診斷。

(4) 當患者只呈現流水樣鼻涕症狀，就表示患者可能有過敏性鼻炎的診斷，但有些過敏性鼻炎患者則以鼻塞為主要症狀。

(5) 如果患者只有打噴嚏、鼻子癢和／或結膜炎而沒有流水樣鼻涕，須考慮過敏性鼻炎以外的診斷，可考慮至過敏科醫師評估。

附表二　過敏性鼻炎的分類

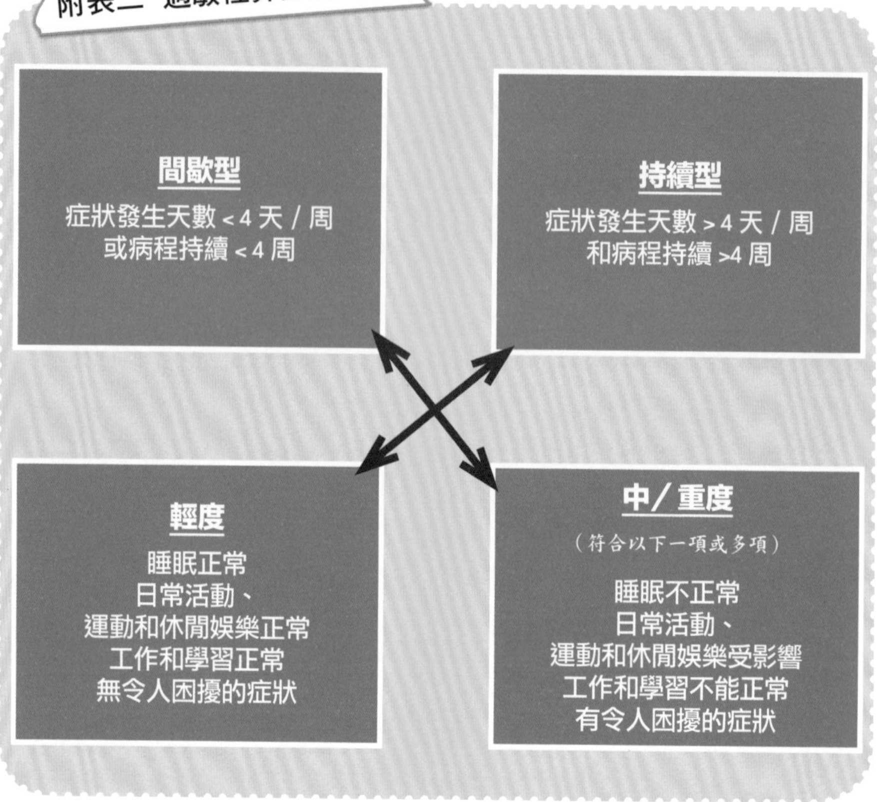

間歇型

症狀發生天數 < 4 天 / 周
或病程持續 < 4 周

持續型

症狀發生天數 > 4 天 / 周
和病程持續 >4 周

輕度

睡眠正常
日常活動、
運動和休閒娛樂正常
工作和學習正常
無令人困擾的症狀

中／重度

（符合以下一項或多項）

睡眠不正常
日常活動、
運動和休閒娛樂受影響
工作和學習不能正常
有令人困擾的症狀

說明：

⑴ 摘錄自「台灣過敏性鼻炎診療指引 2011 年版」。

⑵ 依照不同病程時間以及生活品質影響程度，可以區分為輕度間歇型、中／重度間歇型、輕度持續型、中／重度持續型。

附表三 鼻炎的臨床評估和分類

	噴嚏鼻涕型	鼻塞型
打噴嚏	特別是陣發性	很少或是沒有
鼻涕	水性 經前鼻腔及後鼻腔	黏稠 後鼻腔較多
鼻子癢	有	無
鼻塞	不一定	較嚴重
日夜規律性	日間較差 夜間較好	日間和夜間為持續， 有時夜間較嚴重
結膜炎	經常存在	

說明：

摘錄自「台灣過敏性鼻炎診療指引 2011 年版」。

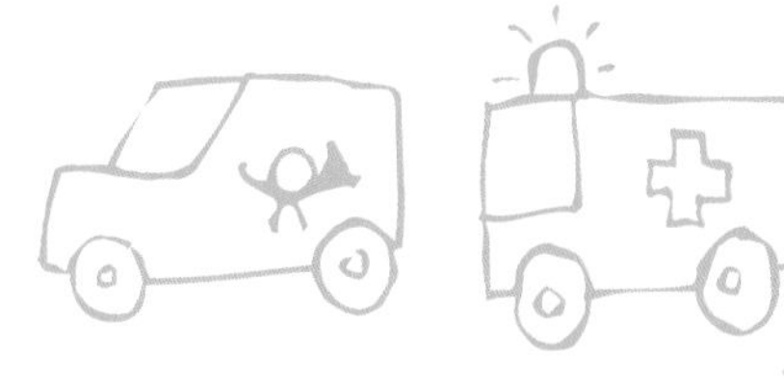

12 和過敏性鼻炎宣戰 鼻過敏的保養和治療

過敏性鼻炎的環境控制

鼻子過敏該怎麼辦才好？過敏性鼻炎其實與氣喘很類似，大多都是由空氣中的過敏原所引起的，現在的學者也強調「同一個呼吸道，同一個疾病」的概念，控制好呼吸道的敏感狀態，就可以控制好這兩種疾病。經由檢測特定的過敏原了解可能誘發的因子，如塵蟎、黴菌、灰塵、蟑螂、貓狗毛、香菸等，盡量避免接觸以減少發作，可以參考我們在氣喘章節所談的環境控制過敏原的方法。另外，非過敏的因子也要多加留意，包括溫差、過於刺激的香水或是空氣汙染，都需要避免暴露或是以口罩隔離。

鼻腔沖洗局部治療

當鼻腔因為感染、發炎、過敏等等因素造成鼻腔黏膜腫脹、鼻涕蓄積的情況，有時候很難單靠藥物緩解，如同傷口化膿有時候要配合引流才能達到治療的效果，鼻腔內的情況也是很類似的，因此藉由鼻腔沖洗，將病原體、發炎物質、過敏原等等的物質沖出，進而能增加藥物的效率，也有暢通鼻道的效果。

對於急性鼻竇炎，鼻腔沖洗可以縮短一半的抗生素療程，對於慢性鼻竇炎的兒童有相當程度的減少咳嗽、鼻涕倒流，以及鼻涕分泌。就鼻子過敏而言，研究發現鼻腔沖洗可以有效的減少鼻腔內組織胺、白三烯素等等的發炎物質濃度，使鼻子症狀有約 27% 的進步，減少 62% 藥物的使用，提升 28% 的生活品質，所以是個過敏性鼻炎很好的輔助治療。至於清洗方式有下列三種：

①洗鼻器或洗鼻瓶

這是以市售的一些洗鼻瓶或壺（**如附圖一**），加入溫的生理食鹽水後緩緩擠壓，倒入鼻腔內由另一側鼻孔或是口腔流出，優點是便宜、效率高，缺點是兒童常會懼怕，需要憋氣，有嗆到的可能，因此要大一點的孩子才有辦法自行操作。

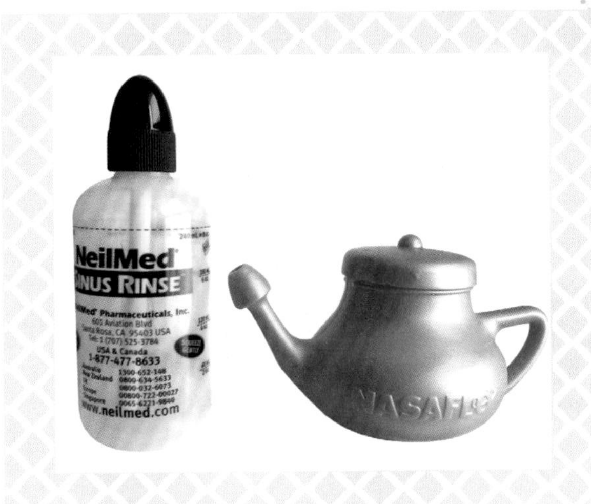

附圖一 洗鼻瓶或壺

②罐裝鼻噴劑型

市面上也有已經做成罐裝的生理食鹽水或海洋水（**如附圖二**），直接噴口伸入鼻孔內按壓噴嘴就會有水柱噴出，優點是不需要清洗瓶身、置備鹽水，有在使用鼻噴劑的孩子可以一樣的使用方式，不用另外學習，缺點是價格稍貴，清洗的效率及深度不如手動按壓的洗鼻瓶。

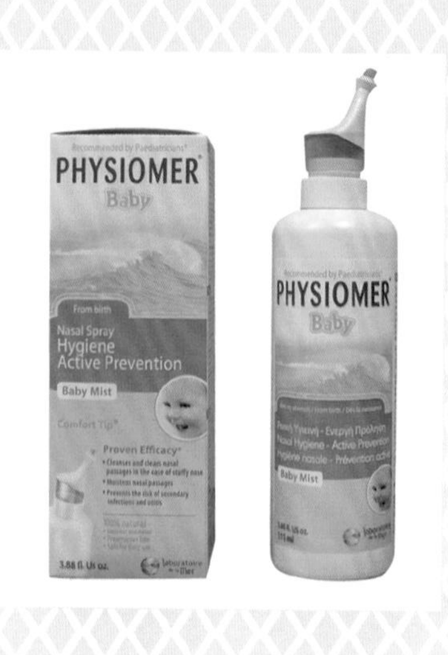

附圖二 罐裝的生理食鹽水或海洋水

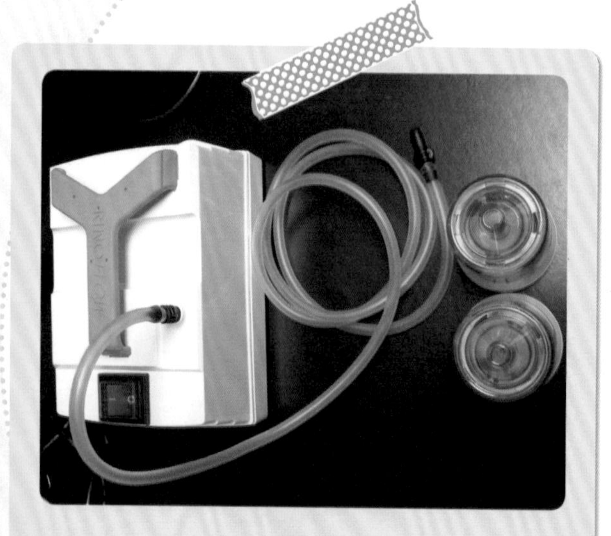

附圖三 蒸氣式／脈動式洗鼻機

③蒸氣式／脈動式洗鼻機

這是使用機器將生理食鹽水以脈動式水柱或是霧化成蒸氣的方式噴入鼻腔（**如附圖三**），其優點是兒童接受度較高，蒸氣霧化的形式也較溫和沒有水柱灌入的感覺，但缺點是機器本身通常數千元不等，是個昂貴的投資，而且洗鼻的效果也不如傳統手動按壓的洗鼻瓶。

過敏性鼻炎的藥物治療

過敏性鼻炎的治療可以參照「過敏性鼻炎的處理及其對氣喘影響」治療指引以及「台灣兒童過敏性鼻炎治療指引」所發佈的治療流程（**如附表一**），就這些藥物常用的加以介紹。

① 第二代長效型抗組織胺

抗組織胺本身具有抗發炎以及止癢的效果，對於鼻子癢、眼睛癢與流鼻水的效果較好，有口服及鼻噴劑型，而過去第一代的抗組織胺普遍有嗜睡影響工作上課等等的副作用，也不適合長期使用，較短的藥效也增加服藥的困難。因此，第二代的長效型抗組織胺就改良了以上的缺點，適合各種嚴重度的過敏性鼻炎保養用藥，代表藥物如口服 cetirizine、fexofenadine、levocetirizine，鼻噴或眼用劑型 azelastine、ketotifen 等等。

② 去鼻充血劑

此類藥物屬於類麻黃素，經常使用於緩解感冒鼻塞症狀，對於過敏性鼻炎引起的鼻塞亦有效，但其副作用也蠻多的，包括心悸、失眠、頭痛、情緒興奮等等，所以通常不會使用太久，為搭配其他保養用藥治療時使用，代表藥物如口服 ephedrine、pseudoephedrine 等等。這類藥物同樣也有鼻噴劑型，如 oxymethazoline，常用於耳鼻喉科治療檯局部治療藥物，以及快速緩解鼻塞的鼻噴劑，止鼻塞效果不錯，但使用要特別小心，不要連續使用超過五天，否則容易產生依賴性，停藥後反而塞得更厲害，而且兒童也不建議使用。

③ 鼻內類固醇噴劑

這類藥物是中／重度持續行過敏性鼻炎的首選，局部抗發炎效果好，約 7-8 小時候就有效果，但需要約兩周達到最大的療效，這類類固醇比吸入型更不易被身體吸收，安全性佳，適合長期保養使用，副作用也多屬局部的刺激等等，偶爾有輕微流鼻血，新一代的代表藥物如 fluticasone、mometasone，使用後還是會建議患者喝水或漱口，以沖掉殘留在咽喉的藥物。

④ 白三烯素拮抗劑

此藥物於氣喘的章節有詳細介紹，對於過敏性鼻炎適用於兩歲以上的季節型過敏性鼻炎或 6 個月大以上的經常型過敏性鼻炎。

⑤ 肥大細胞穩定劑（咽達永樂）

此藥物也於氣喘的章節有介紹，而外用劑型如 cromoglycate，眼藥劑型緩解眼部症狀效果好，不過鼻噴劑型的效果就較差，幾乎沒有副作用，安全性好，但是需要一日多次，也較麻煩使用。

⑥ 鼻內抗乙醯膽鹼噴劑

這類藥物作為輔助中重度持續型過敏性鼻炎使用，同樣沒有什麼全身性的副作用，使用上來說堪稱安全，不過只對流鼻水症狀有效，使用上仍有其侷限性，代表藥物如 ipratropium。

⑦口服／針劑類固醇

全身性的類固醇給予作為過敏性鼻炎後線的急性症狀控制治療，可以全面性的壓制鼻內各種發炎反應，但如同之前介紹類固醇的部分有提過，長期使用的副作用不容忽視，所以通常做為中重度持續型過敏性鼻炎在使用多種藥物後，仍有厲害的症狀時，後線的短期使用藥物。

免疫／減敏療法

氣喘藥物部分也有介紹過，是目前唯一可以治本，改變病程的治療，但其冗長且皮肉痛的療程常會令人望而卻步，這類療法還是比較適合一般藥物治療不佳，或是藥物治療有副作用產生，或是患者不願意接受長期藥物治療等等的狀況。

很少採取開刀治療

很少數會走到開刀這條路，主要是內科療法都失效的頑固型的過敏性鼻炎，且合併鼻息肉或是鼻中膈彎曲等等的鼻道結構異常的問題，則可以考慮就診耳鼻喉科醫師採取手術治療以改善鼻道的問題，但在此還是要強調，鼻息肉並不是兒童常見的問題，大多可以靠前述的鼻噴劑以及口服藥治療。最後為各位整理各種藥物對於不同的鼻子症狀的效果比較如（**附表二**）。

附表一 過敏性鼻炎治療流程

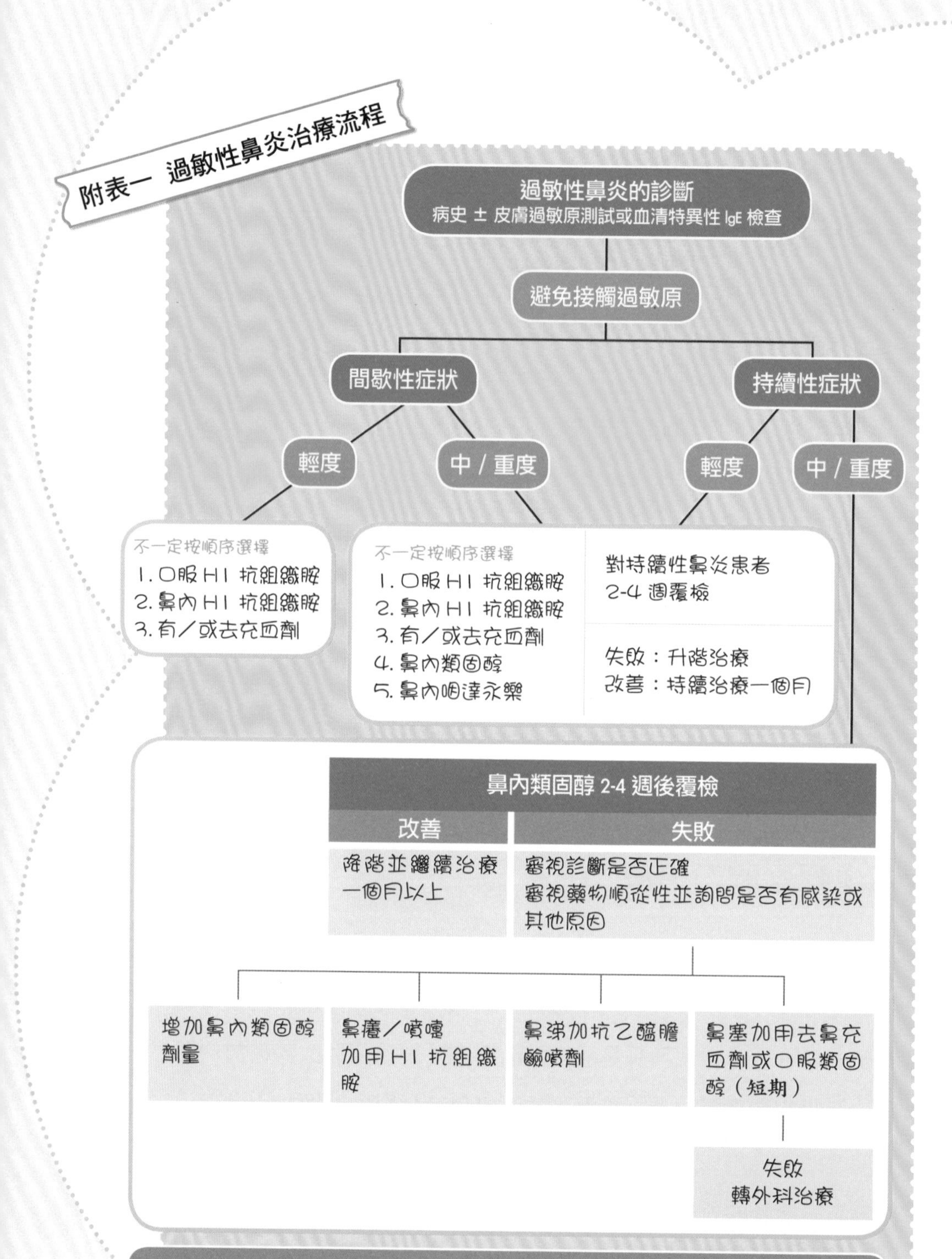

附表二 藥物治療對鼻子症狀的效果比一比

指標	噴嚏	鼻水	鼻塞	鼻癢	眼部症狀
H1 抗組織胺					
口服	++	++	+	+++	++
鼻內噴劑	++	++	+	++	–
眼滴劑	–	–	–	–	+++
類固醇					
鼻內噴劑	+++	+++	+++	++	++
咽達永樂					
鼻內噴劑	+	+	+	+	–
眼滴劑	–	–	–	–	++
去鼻充血劑					
鼻內噴劑	–	–	++++	–	–
口服	–	–	+	–	–
抗乙醯膽鹼藥物	–	++	–	–	–
白三烯素拮抗劑	–	+	++	–	++

說明：
本表摘錄自「台灣兒童過敏性鼻炎治療指引」，
原出處為 Allergy，2000;55 (2):116-34。

13 小 BABY 臉上紅紅的小疹子 是濕疹？脂漏性皮膚炎？還是異位性皮膚炎？

是濕疹？脂漏性皮膚炎？還是異位性皮膚炎？

小 Apple 不是出生就臉紅紅被叫小 Apple，但是怎麼越大越像顆蘋果？原來爸媽發現小時候臉上油油的疹子，慢慢轉變成紅紅的腮幫子，且不時的往大人身上磨蹭，同樣的在手肘及膝蓋都是如此乾乾癢癢的樣子，以前醫師說是脂漏性皮膚炎，現在怎麼變成了異位性皮膚炎了呢？

異位性皮膚炎的特徵與診斷

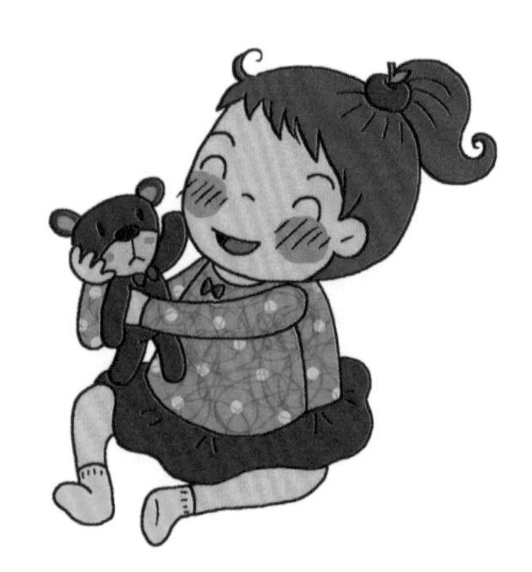

在台灣地區，異位性皮膚炎的普及率當然不若氣喘與過敏性鼻炎，但也是呈現著緩慢成長的趨勢，平均約是 8-10% 的發生率，如同其他過敏疾

病，過敏的基因本身還是個引子，包括皮膚障壁的缺陷，免疫反應趨向第二型 T 輔助細胞與免疫球蛋白 E 等的關係，而在嬰兒時期，食物的過敏原可以藉由尚未成熟的腸胃系統進入淋巴免疫系統導致過敏反應，則有可能隨著循環將過敏發炎的戰場落腳到皮膚層，產生紅腫、乾癢、疹子等症狀。**然而，當皮膚障壁被破壞時，其他過敏原如吸入型過敏原、細菌超級抗原、香料刺激物、甚至溫溼度改變，都會成為誘發的因子。**

異位性皮膚炎比較不同的是，隨著反覆發炎以及刺激，原本的第二型 T 輔助細胞、嗜酸性白血球以及免疫球蛋白 E 的過敏反應逐漸轉變成為以發炎為主的單核球及嗜中性白血球浸潤，所以早期的控制過敏和晚期控制發炎的治療方針和照顧上就有些差異。

就診斷來說，幾乎都會出現主要的三劍客：癢疹、特定的形狀及分布位置、慢性及慢性反覆的病程。特定的分布位置指的是嬰兒時期的臉頰、肢體伸側（**手肘外側或腳踝外側或膝蓋前側**）（**如附圖一**）以及較大孩童及大人的肢體曲側（**肘窩、膝蓋後窩、手腕**），通常因為尿布的區域被包覆著抓不到，反而不太會有疹子。

慢性的定義是在嬰兒期持續發病超過 2 個月以上，或是孩童及成人期超過 6 個月以上，而時好時壞、反反覆覆隨著環境與吃喝起舞的症狀是門診常見的主訴。除了三劍客以外，還有些次要表現如皮膚乾燥、陽性的第一型皮膚敏感試驗反應、免疫球蛋白 E 上升、反覆性結膜炎、早期發作等等，詳細診斷準則可參考（**附表一**）。

就皮膚的表現而言，可以分為 1. 急性期：以強烈的搔癢感以及紅斑凸起的疹子表現（**如附圖一**）；2. 亞急性期：因反覆的搔抓而產生紅斑性疹子、破皮與大大小小的傷口、抓痕或脫屑表現（**如附圖二**）；3. 慢性期：可以看到苔癬化的皮膚，如同長繭般乾硬而

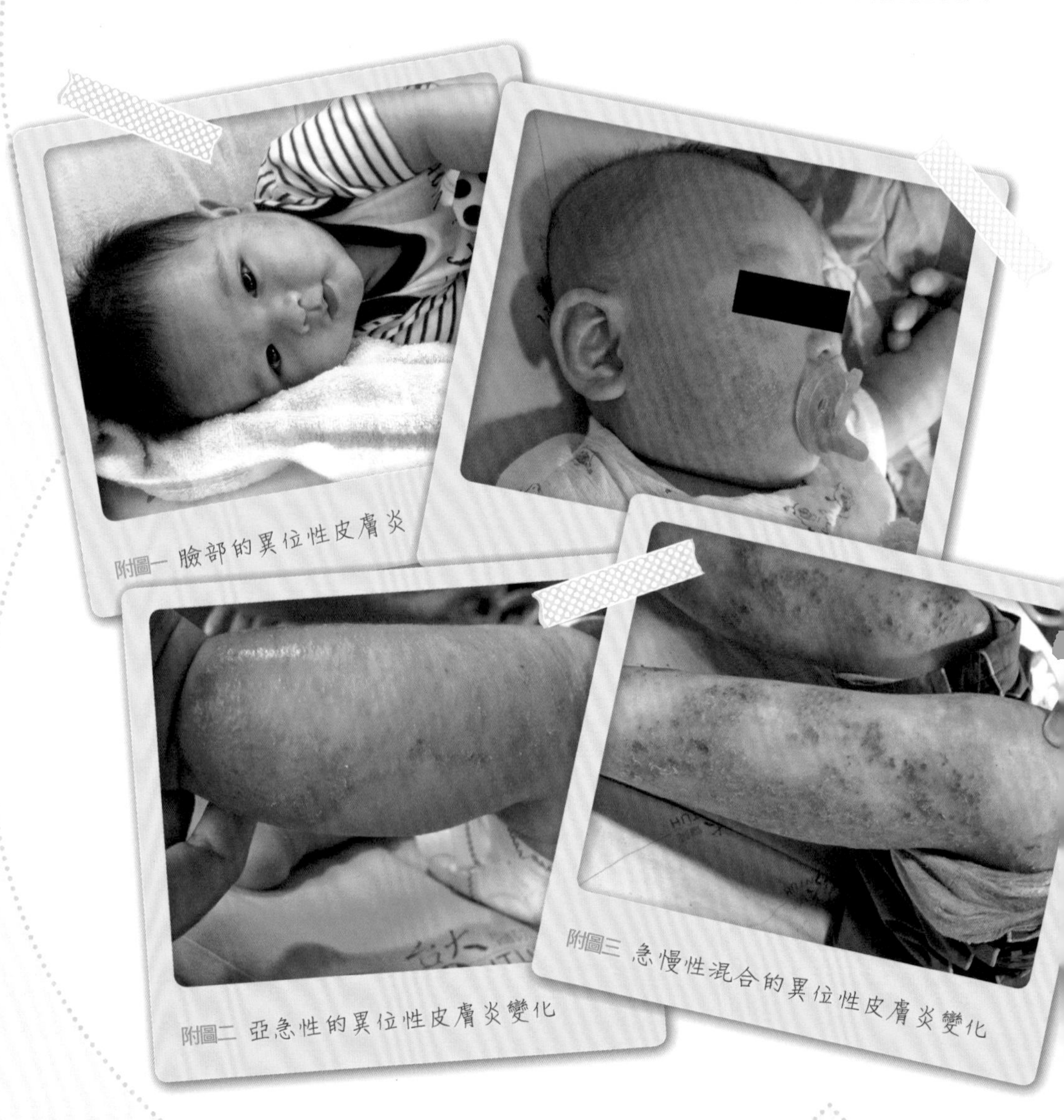

附圖一 臉部的異位性皮膚炎

附圖二 亞急性的異位性皮膚炎變化

附圖三 急慢性混合的異位性皮膚炎變化

纖維化的疹子。有時候會在慢性病灶處同時產生急性發作（**如附圖三**），因此臨床上急慢性有時候不是很好區分。

而檢查工具方面一樣沒有 什麼決定性的診斷工具，最多還是檢驗免疫球蛋白 E、嗜伊紅性白血球或是特異性的免疫球蛋白或是做皮膚敏感測試來佐證孩子過敏體質的存在，以及鑑別誘發的因子。極少數的狀況是懷疑其他的皮膚疾病才需要做皮膚切片。

異位性皮膚炎 v.s. 脂漏性皮膚炎

脂漏性皮膚炎（**附圖四**）發生原因不明，有一說法是由於剛出生的寶寶皮脂腺分泌較旺盛，在新生兒寶寶的發生率蠻高的，大約五個寶寶就有一個，它會在頭皮、臉頰以及皺褶處產生黃黃厚厚且泛紅的皮屑及疹子，通常在 1 個月大就開始發生，至 3-4 個月大時，達到高峰而逐漸消失，其病程是自行好轉的。

而異位性皮膚炎則是約在 3、4 個月大開始產生，而可能在 1 歲前達到高峰，爾後大多才慢慢緩和下來，少部分較嚴重的可能會延續到孩童期，而且大多的異位性皮膚炎不會出現油垢在病灶處，不過有時候寶寶會一起出現脂漏性皮膚炎和異位性皮膚炎，會增加判斷的難度，其治療方式大同小異，多半清水清潔保養即可，嚴重者可先試著使用類固醇藥膏治療。

異位性皮膚炎 V.S. 熱疹、痱子

由於寶寶出生後皮膚皺褶多且體溫調節不成熟，所以在一些較會悶熱的地方，如脖子或手腳皺褶處，會產生痱子或是嚴重發炎，甚至成為一片紅疹，臉部有時也會出現紅疹（**如附圖五**），位置上與異位性皮膚炎不好分辨。

異位性皮膚炎也可能會在上述的位置出現，所以也不是如此二分法。幸運的是，治療方式也大同小異，一樣可以用類固醇藥膏達到緩解的效果，但這種因悶熱造成的疹子反而需要一個較乾爽的環境，不是一味的保濕，室內保持通風良好不悶熱，身上衣物也不要太厚，容易導致流汗。

異位性皮膚炎 V.S. 體癬等黴菌感染

異位性皮膚炎和體癬、黴菌感染，同樣是悶熱的環境引起，一開始也是小丘疹表現，逐漸擴散而出現周邊突起中間較平的皮膚表現（**如附圖六**），有時候會見到發炎周圍的有點狀的小丘疹，有的還會起水泡或是奇癢無比。

但黴菌感染與異位性皮膚炎的分布位置不太一樣，黴菌感染喜歡隱密溫濕的環境，所以多散佈在腹股溝、肛門外側、身體易流汗處。而積極一點的檢查，還可以刮下些皮屑加入氫氧化鉀後找看看有無黴菌分支。由於皮膚障壁受損，黴菌一樣容易入侵，所以有時

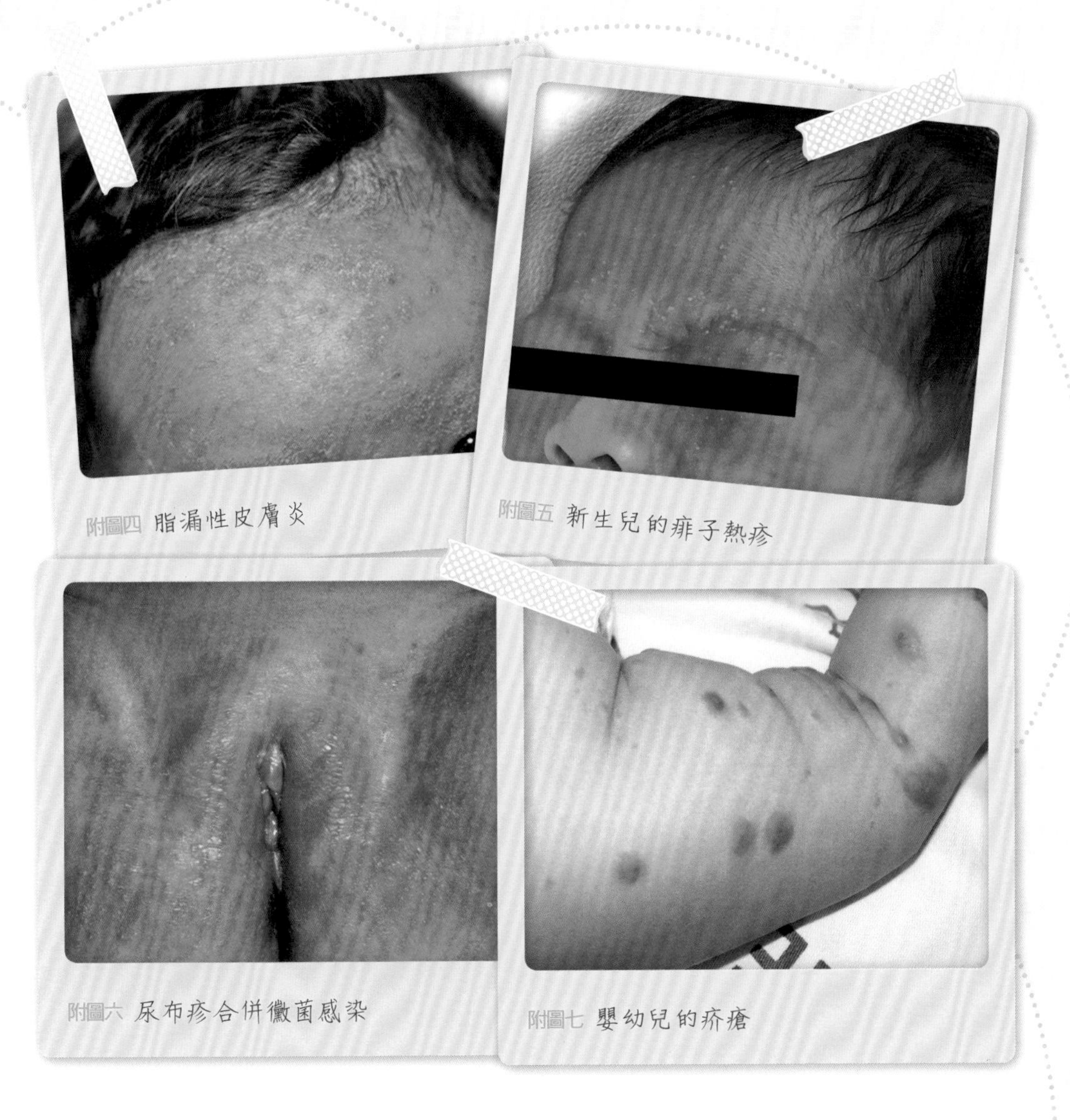

附圖四 脂漏性皮膚炎

附圖五 新生兒的痱子熱疹

附圖六 尿布疹合併黴菌感染

附圖七 嬰幼兒的疥瘡

候我們也可以見到體癬合併異位性皮膚炎的表現，因此必須同時治療才能控制下來。

異位性皮膚炎 V.S. 疥瘡感染

很多門診醫師容易把疥瘡和異位性皮膚炎傻傻分不清楚，因為強烈的癢感以及搔抓之後的濕疹變化，很容易混淆。疥瘡是種寄生蟲感染，疥蟲典型喜歡侵犯手指間、腳趾縫間、腋下等皺褶處，但嬰兒的疥瘡則是有可能全身性的散佈（**如附圖七**），增加判斷的難度，不過通常可以問到同樣有症狀的家族史，夜間奇癢無比的感覺容易使嬰兒或孩童無法入睡、躁動、食慾降低，病灶仔細觀察可以發現疹子尖端類似小水疱或小膿疱。同樣也可刮些皮屑加入氫氧化鉀於顯微鏡下找看有無疥蟲蟲體或蟲卵。

附表一 異位性皮膚炎診斷準則

主要症狀
癢疹 特定的形狀及分布位置 嬰幼兒臉部及伸側的侵犯 成人的屈曲側有苔癬化侵犯 慢性及慢性反覆的皮膚炎 個人或家族有過敏病史（氣喘、過敏性鼻炎、異位性皮膚炎）

次要症狀（至少符合三個以上）	
前囊下白內障	眼下皺紋
唇炎	出汗搔癢
反覆性結膜炎	圓錐形角膜
毛囊周圍突顯的濕疹	乳頭濕疹
臉部蒼白／臉部紅斑	黑眼圈
食物耐受不良／過敏	白色糠疹
非特異性的手腳皮膚炎	白色皮膚畫痕現象
魚鱗癬／手掌皺紋增多／毛孔角化症	毛料不適應
免疫球蛋白E上升	皮膚乾燥
第一型（直接型）皮膚試驗陽性傾向&出現表皮感染（尤以金黃色葡萄球菌和單純性皰疹病毒為主）	

14 寶寶癢癢不能抓 異位性皮膚炎寶寶的日常生活照顧

小 Apple 的爸媽不希望她抓得體無完膚，聽醫師說最好在 1 歲半前就把異位性皮膚炎控制下來，醫師拿出了幾個錦囊妙計，小 Apple 爸媽才知道原來不只是塗塗抹抹這麼簡單而已。

避免環境的刺激

這幾乎是所有過敏疾病的金科玉律，但也是最困難的一環，異位性皮膚炎在嬰兒時期多為食物的過敏原刺激造成，所以一旦產生異位性皮膚炎，寶寶吃的、接觸的東西就顯得很重要，而且避免持續的過敏原刺激遠比一直塗塗抹抹藥物來得有效，卻是許多父母都忽略的，以下就異位性皮膚炎寶寶的日常照護，我們分幾個面向來介紹：

① 減少食物過敏原

如同之前章節提的，儘量的全母乳哺育至少 4-6 個月大，不然考慮適度水解的低敏奶粉，高過敏的食物在攝取時就要特別小心，如果知道會使皮膚狀況惡化的食物則應盡量避免再次攝取。中重度的異位性皮膚炎寶寶可以做過敏原測試，看能不能抓到特定的過敏原而加以避免。

有些喝母乳得寶寶仍然會遇到異位性皮膚炎的問題，這時就要檢視媽媽攝取的食物，是否常吃些花生堅果類的食物、帶殼海鮮，或是過多的人工添加物以及塑化劑等。媽媽也可以自行調整食物的類型與量，觀察看看寶寶是不是也獲得了改善，如果還是沒辦法改善，也可以考慮搭配適度或完全水解的低敏奶粉使用，並且 4 個月後盡快開始謹慎的副食品添加。

② 避開吸入型過敏原

吸入型過敏原如塵蟎、動物毛髮、黴菌、花粉等，同樣會影響較大的孩子異位性皮膚炎的發作，由於皮膚障壁的破壞，原本屬於吸入型的過敏原可以直接由破損的皮膚長驅直入造成敏感發炎惡化，因此在較大的孩子的照顧上，除了食物以外，也得恪行之前章節所提到的避免吸入型過敏原的方法。

③ 避免合併感染

異位性皮膚炎常會合併出現皮膚表皮的感染，包括金黃色葡萄球菌、單純皰疹病毒以及黴菌，經由搔抓的傷口以及破損的皮膚層感染，尤其是金黃色葡萄球菌所帶的超級抗原，可以誘發過敏發炎反應，更會惡化中重度的異位性皮膚炎。單純皰疹病毒同樣也容易造成反覆的皮膚炎，所以懷疑有表皮的感染時，不僅是抗發炎藥物的治療，視情況使用抗生素也有助於皮膚炎的改善，適當的清潔皮膚也可以降低皮膚的帶菌數。

④盡量避免搔抓

小時候我們得小心吃，長大後則要小心抓。因為隨著年紀漸大，異位性皮膚炎造成的搔癢不適越發困擾，而搔抓力道亦漸增的結果，就是皮膚受傷得更厲害，更容易受到過敏原的刺激，也更沒有讓皮膚修復的時間，惡性循環下異位性皮膚炎的控制就一敗塗地了。

所以要避免搔抓，可以考慮將較嚴重的發炎部位都包紮起來，讓夜間睡覺無意識的抓癢不會造成傷害；也可以考慮戴手套睡覺，指甲經常修剪減低抓癢的傷害，適當的使用可以助眠的短效型抗組織胺，不但有止癢效果且有嗜睡的副作用，反而可以減少睡覺無意識的抓癢。

⑤注重保養皮膚

皮膚的保養對於異位性皮膚炎的孩子而言也是項重要的工作，以下將之分為適合皮膚的環境與保濕保養來談：

適合的環境 —— 保持恆溫恆溼

除了過敏原以外，每一天環境中的溫度濕度對於敏感性的皮膚都有不同的影響，例如夏天濕熱環境造成流汗濕黏等，都是種刺激，容易惡化皮膚發炎，反觀冬天乾冷的天氣會加重原本易乾燥的皮膚，反而會有皮屑及搔癢，所以照顧異位性皮膚炎的孩子得要提供一個盡量恆溫恆濕的環境，溫度可控制在 25℃-26℃左右，而濕度可控制在 60%-65% 左右，台灣氣候都不太穩定，因此建議家中都擺個溫濕度計，視當時的情況使用暖冷氣以及除濕機或加濕器，外出時衣物的選擇以棉質透氣衣物為主，太緊或是粗糙的衣物容易因為摩擦造成皮膚狀況惡化，衣物厚薄以避免出汗為原則，冬季時時帶著保濕產品在身邊，可以補充皮膚的保濕與保護。洗澡則盡量以清水或是天然較少刺激性無香料的清潔用品，減少清潔劑本身的刺激，且水溫不宜過熱。

加強皮膚保濕 —— 慎選保養品

異位性皮膚炎的孩子都會需要用保濕的產品，然而市面上林林總總的商品很多，每個孩子的皮膚乾燥程度也各有不同，適合的產品也不太一樣，所以父母要挑選保濕劑時，要先了解有那些劑型，大致上粗分為三類：乳液（lotion）、乳霜（creams）、軟膏（ointment）：

乳液 是將保濕成分溶於水中，大多比例為水分，易蒸發清爽不黏膩，缺點是容易揮發而保濕效果無法維持長久。

乳霜 將保濕成分溶於半固體的油滴裡，再與水分混合成乳糜狀，鎖水效果比乳液好，仍然會有蒸發而喪失保濕效果。

軟膏 是倒過來將水滴的懸浮液混合入油脂的基底中，因此塗起來油油膩膩，鎖水效果最好，也可以用來當作塗藥後的封閉劑，凡士林油就是這類傳統好用的保濕鎖水產品，但缺點就是比較油，皮膚較有悶住的感覺，接受度會打折，可以選擇較乾的部位使用或睡前塗抹，減少不適應的感覺。

品牌的選擇上可以找些有出專門針對敏感性膚質使用的品牌，根據台灣兒童過敏氣喘及免疫學會出版的「台灣兒童異位性皮膚炎診療及衛教指引手冊」有介紹如愛妥麗敷料（Atopiclair ™）、舒特膚 AD 系列（Cetaphil ™）、潔美淨（Physiogel ™）等等，都是可以考慮的產品，不過每個孩子膚質不同，適合的產品也有差異，所以可以多方嘗試，找到適合的保濕產品。

使用上可以在洗完澡後不用把身體擦到極乾就上保濕劑，或是使用處方藥物之後再塗抹保濕產品加強藥效，冬天乾冷時不時補充皮膚水分和保濕，夏天則是視皮膚狀況而定，多半夏天皮膚較不易乾燥，反而比較擔心汗液的刺激，但是如果常在冷氣房內還是有可能使皮膚乾燥，因此仍需要使用保濕劑，可選用較不黏膩的乳液或乳霜成分。

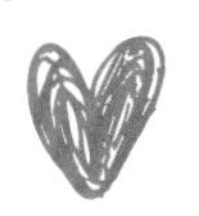

15 一定要擦藥、吃藥才會好？異位性皮膚炎的用藥方針

小 Apple 跟著爸媽聽完醫師嘮嘮叨叨的衛教後，大家似乎有這麼一點概念又沒辦法一下都記住，不過一家人正要踏出診間時，醫師才趕快叫住他們：「ㄜ……我還沒開藥咧……」藥物的使用也是控制異位性皮膚炎不可或缺的一環喔。

治療方針需多管齊下

藥物的使用目的在於控制發炎、控制感染，同時進行皮膚保濕保養修復角質層，以及環境控制減少刺激，這三個環節都得要搭配起來，對於改善異位性皮膚炎才會比較好，而藥物方面可以分為外用的藥膏與口服藥物，較嚴重的異位性皮膚炎需要視皮膚狀況以及用藥反應雙管齊下搭配使用。

醫師常開的外用藥膏

① 外用抗組織胺藥膏

一般抗組織胺藥膏多用來止癢緩解症狀，不過不具有抗發炎的效果，因此無法改善紅疹、發炎，就是減少癢感，不讓孩子一直抓，而一般止癢效果屬於普普，所以無法單獨使用來控制異位性皮膚炎，且這類藥膏有些含有苯酚（Phenol）或樟腦（Camphor），2 歲以下的嬰幼兒以及有蠶豆症的孩童不建議使用，若要使用，一定要徵詢過醫師或藥師的意見，萬一長期頻繁使用有可能引起刺激性的皮膚炎。代表性藥物如 Calamine lotion、C.B strong ointment、Sinbaby 等。

② 局部使用類固醇藥膏

局部使用類固醇類藥膏是目前治療異位性皮膚炎最有效、且最基本的治療，可全面壓制皮膚的發炎反應，不同程度的異位性皮膚炎會需要不同強度的類固醇藥膏（**整理於 P271 附表一**），使用上大多不會有全身性的副作用，除非是嬰幼兒大面積、高強度的類固醇使用，這也是醫師開藥時所應盡量避免的。局部的副作用則可能會產生皮膚萎縮性病變或橫紋，強度越強的藥膏越明顯，所以使用局部類固醇藥膏需要仔細配合醫師建議，不適合自行增減塗抹藥量。藥膏選擇上，小朋友為了避免副作用，一般都盡量使用中、弱強度為主，一旦急性發作症狀緩解，可依醫師指示減藥或停用，或於易復發的部位，改為每週塗抹 2 次，做為預防復發的控制方式。

③ 局部使用免疫抑制藥膏

這類較新的藥物機轉是抑制 T 輔助細胞，進而抑制由其主導的發炎反應，早期多是口服或是靜脈注射給予，用於器官移植抗排斥之用，爾後研發出外用藥膏給異位性皮膚炎治療使用。它用於對傳統類固醇治療反應不佳或是無法忍受局部塗抹類固醇藥膏的患者作為短期及間歇性長期治療。優點是沒有久用類固醇產生皮膚萎縮性病變或橫紋的副作用，是輕、中度異位性皮膚炎，尤其是病灶在頭、頸部位的好選擇，臨床上可以當作類固醇的二線替代藥物或是搭配一起使用。副作用多只有局部的刺激或灼熱感，此類藥物剛上市時曾傳出有致癌的風險，不過經過大規模的研究發現並沒有很強的證據支持這件事，另外雖然被稱為免疫抑制劑，不過因為是局部塗抹也不太會有全身免疫力下降的問題。代表藥物如較強效適合中、重嚴重度使用的 Tarcolimus（**商品名** Protopic），以及較弱效適合輕、中嚴重度使用的 Pimecrolimus（**商品名** Elidel）。

④ 局部使用抗生素

前篇提到感染的控制對於異位性皮膚炎也很重要，尤其是金黃色葡萄球菌更會加劇皮膚發炎，而在皮膚發炎時常常因為劇癢而抓出傷口，加上使用類固醇藥膏或多或少會降低局部皮膚的免疫力，就可能合併皮膚感染的問題。如果臨床上發現有合併傷口感染的問題，類固醇藥膏加上抗生素藥膏的使用會比單用類固醇藥膏來得有效，不過若是大面積的皮膚發炎合併感染，單靠藥膏效果就不大了，有時還得使用口服的抗生素才有較好的殺菌效果。另外抗生素也不適合使用太久，一般是希望儘量不要超過兩週，否則容易導致抗藥性。代表藥物為 Fusidic acid（**商品名** Fucidin）。

口服藥物介紹

①長短效型抗組織胺

使用抗組織胺目的是為了止癢、止抓，在病灶較廣泛時，使用局部的抗組織胺藥膏止癢效果往往有限，所以仍會需要用口服藥物，長效型與短效型抗組織胺的選擇目前沒有定論，有些研究指出短效型的抗組織胺止癢效果較好，不過有鎮靜嗜睡的副作用，但是因為夜間常常因為搔癢而使睡眠品質不好，反而使用這種短效型抗組織胺可以有止癢及鎮靜雙重的效果。長效型的抗組織胺服用方便，副作用少，也很適合作為長期止癢抗敏感的藥物使用，有時候可以晚上搭配短效型抗組織胺以減少夜間搔癢症狀。

②全身性類固醇

在急性嚴重的異位性皮膚炎發生時，口服或注射給予類固醇可以較為迅速的症狀控制下來，效果其實相當顯著，所以有時候會使醫師或家屬過於依賴類固醇的治療，但如果頻率、時間或是劑量太高則要小心前面章節提到的全身性副作用，而且還要小心停藥後嚴重的復發症狀產生，所以真的要使用短期的口服類固醇，會建議症狀得到初步控制後即慢慢減少藥量，並且搭配皮膚的保濕保養以及局部類固醇的使用，來減少停藥後反彈的發炎症狀產生。

③口服抗生素

在較廣泛的傷口及感染產生時，有時候使用局部的抗生素藥膏仍力有未逮，口服抗生素就比較可以達到感染控制的目的，當然抗生素的選擇也是針對金黃色葡萄球菌，不過仍不建議長期或是預防性的給予口服抗生素，還是會擔心抗藥性產生的問題。

④口服免疫抑制劑

當前述的治療都效果有限時，口服的免疫抑制劑是個後線的選擇，這類藥物包括 Cyclosporin（**環孢靈素，商品名** Neoral）、Azathioprine（**商品名** Imuran），雖然它們皆沒有經美國食品藥物管理局核准治療異位性皮膚炎，不過很多研究顯示對於嚴重頑固型的異位性皮膚炎有其療效，但由於具有全身免疫力的抑制作用，或是骨髓抑制，需要定期抽血追蹤，密切監控副作用的產生。Mycophenolate mofetil（**商品名** Cellcept）則是個新的免疫抑制劑，副作用少且一些研究發現可以治療中重度異位性皮膚炎。由於受限於副作用以及研究資料不多的情況，這些藥物目前仍保留於頑固型的異位性皮膚炎後線使用。

其他治療

這邊簡單介紹其他的治療方式：

① 照光治療

這是透過紫外線的照射，大約是波長 340-400nm 的 UVA 照射皮膚，有些研究顯示療效不錯，學理是認為紫外線照射可以改變免疫反應，進而改善症狀，但是用於兒童方面是不是有致癌以及其他副作用的可能性仍需要更多的評估。照光治療必須在醫院由皮膚科醫師執行。

② 免疫球蛋白注射

注射免疫球蛋白有調節身體免疫反應的功用，利用於自體免疫疾病如川崎氏症（Kawasaki disease）或是血小板低下紫斑症（Idiopathic thrombocytopenic purpura）等等疾病，用於異位性皮膚炎治療有些文獻認為有其療效，不過還不是一個公認的標準治療，且其價格昂貴也不是很適合廣泛性的使用。

③ 生物製劑

就是之前氣喘的章節提到的抗免疫球蛋白 E 的單株抗體 Omalizumab（**商品名** Xolair），僅有零星的臨床研究報告，尚未有大規模的研究出爐，且一樣屬於高貴藥品，還不能納入正規的治療中。

附表一 外用類固醇藥物強度整理

第一級 / 超強效	• Dermovate 0.05% / cream, ointment, gel (Clobetasol propionate) • Diprolene 0.05% / ointment (Betamethasone dipropionate) • Ultravate 0.05% / cream, ointment (Halobetasol propionate)
第二級 / 強效	• Lidex/Topsym 0.05% / cream, ointment, gel (Fluocinonide) • Elocon 0.1% / ointment (Mometasone furoate) • Topicort/cream; Esperson/ointment 0.25%, gel 0.5% (Desoximetasone)
第三級 / 中效	• Kenalog 0.1% / ointment (Triamcinolone acetonide) • Cyclocort 0.1% / cream, lotion (Amcinonide) • Diprosone 0.05% / cream (Betamethasone dipropionate) • Valisone 0.1% / ointment (Betamethasone valerate) • Cutivate 0.005% / ointment (Fluticasone propionate)
第四級 / 中效	• Elocon 0.1% / cream, lotion (Mometasone furoate) • Kenalog 0.1% / cream (Triamcinolone acetonide)
第五級 / 中效	• Cutivate 0.05% / cream (Fluticasone propionate) • Valisone 0.1% / cream (Betamethasone valerate)
第六級 / 弱效	• Diprolene 0.05% / lotion (Betamethasone valerate) • Valisone 0.1% / lotion (Betamethasone valerate)
第七級 / 弱效	• Corti-S 1% / ointment (Hydrocortisone acetate)

16 吃完海鮮就得了紅豆冰 蕁麻疹是怎麼一回事？

小花妹妹跟著爸、媽去生猛海鮮餐廳大快朵頤，飯飽喝足後晚上要睡覺了，媽媽才發現怎麼小花長了很多像被蚊子叮的包，而且奇癢無比，仔細一看才發現和蚊子咬也有點不太一樣，連衣服蓋住的地方都有一大堆紅疹，趕快連夜掛急診，經過醫師一番講解才知道小花是得了蕁麻疹了啦！

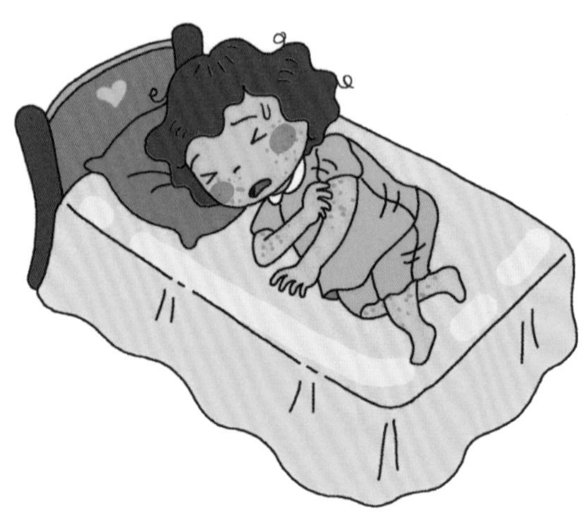

蕁麻疹就是大家常掛嘴邊的「過敏」

蕁麻疹大家或多或少在成長過程中都會碰到一次，根據統計，至少有兩成的人有碰過，如果本身有過敏體質的話，那得到的機會又會再高一點。為什麼會叫蕁麻疹呢？其實是古人發現一種叫蕁麻科（Urticaceae）的植物，它的葉背充滿含有毒液的刺毛，一旦接觸皮膚之後就會產生刺痛以及突出的浮腫皮疹，爾後蕁麻就被用來敘述類似的皮膚過敏症狀，現在蕁麻疹英文字根 Urticaria 就是由 Urticaceae 演變而來的。

不過，蕁麻疹並非都是接觸植物而來的喔。急性的蕁麻疹機轉常是肥大細胞和嗜鹼性白血球活化引起的過敏反應而釋放大量組織胺，引起更多的發炎物質浸潤或是造成血管通透性增加，大量的蛋白質及組織液就滲透到皮下造成表皮隆起，組織胺本身也是很強的癢覺神經受器的刺激物，造成癢感。可能是典型由免疫球蛋白 E 主導，也可能是其他非免疫球蛋白 E 造成的過敏反應。

引發原因包括食物的過敏原，最有名的是雞蛋、帶殼海鮮等，台灣的芒果也有一定比例的引發過敏機率。幾乎各種藥物都有可能引起過敏反應，尤其以退燒藥（**也就是非類固醇類抗發炎藥物**）、抗生素為最；而昆蟲的毒液或唾腺分泌物也有可能引起急性症狀。接觸性的原因如乳膠、花粉、昆蟲等。某些細菌病毒、寄生蟲感染，其病原體本身或是分泌的蛋白質也是過敏原。當然，輸血或是施打免疫球蛋白等等的血液製品，也有可能因為過敏排斥引起症狀。

蕁麻疹的症狀與診斷

當蕁麻疹發作時，皮膚上可以看到大小不一浮起的腫塊，周圍有泛紅的發炎且很癢（**如附圖一**），疹子有時候隨著時間變化會融合，改變位置、改變形狀，各個疹子頂多存在 3 個小時就消失，然後又在其他地方另起爐灶，很少在同一個位置一直存在超過 24 小時之久。少數嚴重的過敏除了皮膚以外還會影響到氣管、血壓、腸胃道，這種症狀我們稱為全身性過敏反應（Anaphylaxis），有時候是會致命的，需要趕快到急診做處理的，所以當發生蕁麻疹時還是要注意一下有沒有其他過敏的症狀出現。

尋找可能的過敏原如食物或藥物，常是來看診的爸媽關心的，但是有時候疹子發生前接觸的東西太複雜，而且有可能不單單是食物或藥物的原因，如果不是反覆接觸某樣東西產生症狀的話，很難去追溯其罪魁禍首，所以偶發而急性的蕁麻疹大多不會做相關的過敏原檢查，如果仔細問診後發現真的有懷疑的食物則是可以做皮膚點刺測試看是否有反應，或是接受正規的移除刺激試驗，就是停止食用這些食物一陣子之後再故意吃回去看有沒有症狀（**好有實驗精神阿！**）。

不過偶爾會碰到出現的蕁麻疹 24 小時都不會消掉的情況，而且顏色轉為深至黑青，灼熱感大於搔癢時，就要考慮是不是合併有蕁麻疹性血管炎（Urticarial vasculitis）的產生了。這意味著是不是有自體免疫疾病的問題，例如紅斑性狼瘡，或是肥大細胞增生症，這種情況就需要做皮膚切片來釐清皮膚底下到底發生什麼事了。

治療方針

急性的蕁麻疹大多屬於自己會好的疾病，真的需要用的藥其實很少，不過一些基礎的照護上可以落實，讓皮疹好得更快。

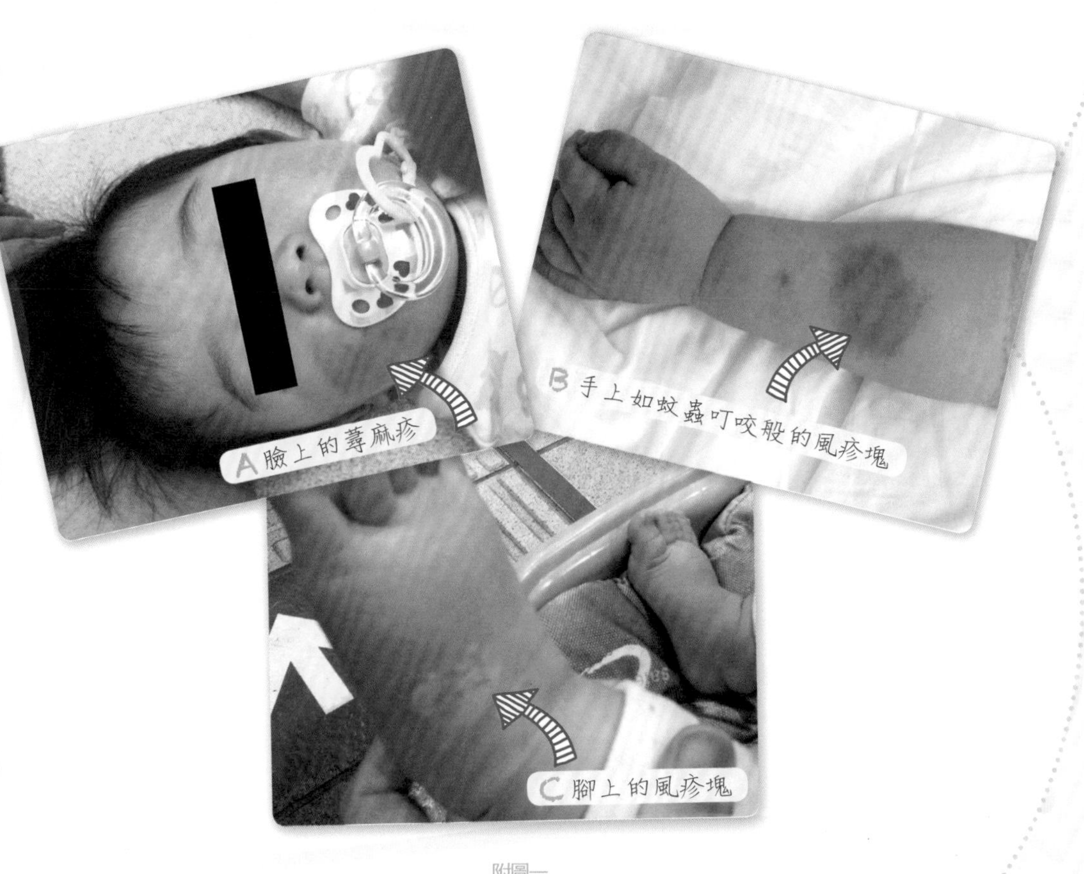

附圖一

① **非藥物照護：**

主要還是先移除任何可能的致敏物，吃的、擦的等等都移除減少刺激，穿著棉質透氣衣物減少摩擦，洗澡用水不宜過熱，熱水會更促進血管通透以及組織胺的釋放。

② **藥物治療：**

治療上主要的腳色還是抗組織胺，可以抑制組織胺造成的腫或癢，雖然第一代短效型抗組織效果也好速度快，但是其鎮靜的副作用可能長到 12 小時但藥效可能才 4-6 小時，套句現在大家愛說的，C ／ P 值真低，所以目前各學會建議第二代長效型抗組織胺為蕁麻疹第一線的治療，兒童使用上包括 Cetirizine、Fexofenadine、Desloratadine 可用於最小 6 個月以上的寶寶。

若初步治療沒有效果可以嘗試睡前增加第一代短效型抗組織，或是合併使用用於腸胃潰瘍的 H2 組織胺受體拮抗劑，或是使用短期口服類固醇直接將過敏反應全面壓制，不過在治療蕁麻疹時還是要注意一下有沒有其他器官的症狀，如呼吸困難、心跳加速、喉頭緊縮、腹部疼痛等等，有全身性過敏反應（Anaphylaxis）的疑慮時，就需要給予腎上腺素（Epinephrine）趕快緩解症狀以免有生命危險。

如果以上治療都效果不彰，或是症狀反反覆覆，就要開始考慮是慢性蕁麻疹的可能了，這部份我們下一節再談！

17 為什麼過敏一直不好？談慢性蕁麻疹

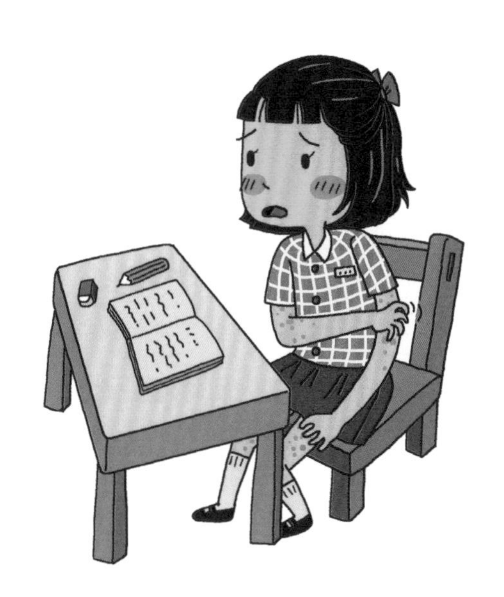

小玉是個14歲亭亭玉立的大女孩，但她三不五時會出現蕁麻疹的症狀，有時候手腳紅疹都遭到同學異樣的眼光，搔癢的感覺也常常干擾她上課和日常生活，一開始懷疑是不是吃壞東西過敏，隨著日子一天天過去，皮疹只有好好壞壞，似乎要完全痊癒是遙遙無期，媽媽只好帶來求診了。

慢性蕁麻疹通常找不出病因

首先必須瞭解什麼叫做慢性蕁麻疹？慢性定義是大於 6 週、每週至少發生 2 次的蕁麻疹症狀，這時候就沒辦法單純的用吃到或是碰到什麼過敏來解釋了，當然還是有可能反覆接觸刺激物而一直發生急性蕁麻疹，不過慢性蕁麻疹背後的原因又複雜了許多而且通常跟免疫球蛋白 E 的關係就不大了。

75-90% 的慢性蕁麻疹都是找不出原因的，這其中有一部分是本身帶有些自體免疫抗體可以活化肥大細胞或嗜鹼性白血球。另外剩下的部分包括物理性蕁麻疹（溫度、壓力、日光、震動、摩擦等等）。很具代表性的例子就是有些人可以用指甲在皮膚上寫字，過一陣子就可以看到剛寫的東西皮膚表面呈現浮腫、泛紅。另外，要考慮一些自體免疫疾病，包括紅斑性狼瘡、年輕型類風溼性關節炎，內分泌問題包括甲狀腺疾病，甚至有些惡性腫瘤疾病，如淋巴癌、白血病、肥大細胞增生症等等。所以慢性蕁麻疹不僅僅是有生活上的困擾，更得要擔心其後是不是會造成比較嚴重的疾病。

慢性蕁麻疹的診斷

雖然大部分的慢性蕁麻疹是找不到原因的，不過其中 35-40% 是由於自體抗體造成的，可以藉由自體血清皮膚測試發現，這是將患者自己的血清抽出後皮內注射在自己身上，如果像做皮膚測驗一樣會腫起來，就表示自己的血清裡有會接合並且活化肥大細胞的抗體，這種有著打自己人的自體抗體的蕁麻疹通常症狀也會比較嚴重。當然我們還是可以檢測有沒有特異性免疫球蛋白 E 以釐清是否是反覆的急性蕁麻疹，而非慢性蕁麻疹。另外，必須排除前述的紅斑性狼瘡、年輕型類風溼性關節炎、甲狀腺疾病以及惡性腫瘤等，所以參考有沒有相關的臨床症狀表現以外，也可以抽血檢查檢驗，排除這些比較嚴重需要盡快處理的問題。

慢性蕁麻疹的治療流程

慢性蕁麻疹不若急性蕁麻疹來得快去得快，因此還是要有長期抗戰的心理準備，嘗試找到誘發因子仍是王道，但也相當困難，如果可以找到就盡量避免，例如不碰冷、不從事震動有關的工作、減少摩擦、日光敏感就防曬與太陽眼鏡等等，如果由其他疾病造成，則好好治療該疾病，前面章節談的一般非藥物的照顧方式同樣適用於慢性蕁麻疹。

藥物治療的方針及流程可以參考（**附表一**），主要還是以第二代長效型抗組織胺為第一線的用藥，如果壓不下來，可以選擇調高長效型抗組織胺的劑量，或是選擇合併使用 H2 組織胺受體拮抗劑，或是睡前增加第一代短效型抗組織胺比較好睡，另外白三烯素受體拮抗劑也是可以考慮的選擇。如果還是控制不下來，就得要使用更強效的抗組織胺，如 Hydroxyzine 或 Doxepin。至此若還不是控制得很好，就屬於比較難纏型的慢性蕁麻疹了，短期使用口服類固醇約 1-3 週也許可以幫助暫時的控制，待其他控制的治療發揮效果時再停止，但仍然需要小心類固醇全身性的副作用。最後線的治療則是包括抗免疫球蛋白 E 的抗體生物製劑（Omalizumab）、環孢靈素（Cyclosporine），但仍需小心這些後線治療帶來的副作用。

其他針對困難治療的慢性蕁麻疹的研究以及證據，就不若前述這些藥物來得強了，不過真的走到沒步了，有時候仍是一種嘗試治療的選擇，這些藥物包括茶鹼類藥物（Theophylline）、抗凝血藥物、非類固醇類抗發炎藥物、肥大細胞穩定劑（Cromolyn）等等，甚至血漿分離術（Plasmaphoresis），類似俗稱的「洗腎」，都有人嘗試過，不過真的會走到需要接受這種嘗試治療的患者少之又少，大多在第一階及第二階的治療就可以得到緩解了。達到控制後再漸進式的降階治療，輔以避免特定的刺激因素應該可以解決這種難纏又惱人的慢性蕁麻疹了。

附表一　慢性蕁麻疹的治療建議流程

第一階

- 單用第二代長效型抗組織胺
- 避免刺激源以及各種誘發的物理因素

第二階

以下擇一或多種治療：

- 增加第一階使用的第二代長效型抗組織胺劑量
- 增加其他的第二代長效型抗組織胺
- 增加使用 H2 組織胺受體拮抗劑
- 增加使用白三烯素受體拮抗劑
- 睡前增加第一代短效型抗組織胺

第三階

- 使用並且增加高效型抗組織胺劑量，如 Hydroxyzine 或 Doxepin

第四階

增加下列一種治療：

- 抗免疫球蛋白 E 的抗體生物製劑（Omalizumab）或環孢靈素（Cyclosporine）
- 嘗試其他的抗發炎藥物、免疫抑制劑或是生物製劑

18 寶寶被蚊子咬怎麼腫這麼大包？又紅又癢需要去看醫生嗎？

1 歲的小牛過年帶去鄉下阿媽家玩，結果一回來兩隻腳變成了紅豆冰，小牛還摳到流血了，過幾天越腫越大包，小牛的爸媽很擔心會不會變成蜂窩性組織炎阿？

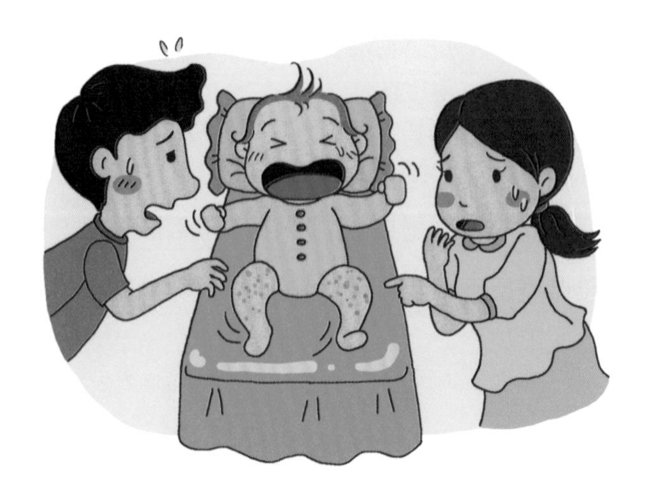

蚊蟲特別喜歡叮咬小嬰兒

也許是小嬰兒的皮膚特別嫩特別白，或是大人們特別注意小寶貝的一舉一動，只要被咬了就很容易被發現，也特別容易就帶到診間尋求醫師的意見，不過當醫師跟爸媽說這是蚊蟲叮咬，爸媽都會露出不可置信的表情，常見的對話如下：

「怎麼可能被咬，我們大人都沒被咬啊？」

「醫師你看腫這麼大一包會是蚊子咬嗎？我們被咬都沒這樣啊！」

其實真的蚊蟲會看人咬的，嬰幼兒的體溫比大人略高，而且也比較容易出汗，這些都是吸引蚊蟲的好條件，對牠們來說特別的香甜。常常可以見到如錢幣般大的紅腫，其中通常可以看到紅紅的叮咬點，或是會演變成水泡狀（**如附圖一**），位置通常落在沒有衣物覆蓋的區域，包括手腳、臉部、頸部，反而身體比較少。

如果是跳蚤的叮咬則可能有同樣高度且密集的包包，且常出現在衣服或襪子的邊緣。小黑蚊的叮咬則是常出現在去郊外或草叢間玩耍之後回家出現如蚊子叮咬般的浮腫且奇癢難耐。**其實被蚊蟲叮咬算是過敏反應的一種，是蚊蟲的唾液或是毒液也是一種過敏原，進入體內引起免疫反應。**年紀漸大被叮咬次數漸增後當然反應就慢慢地削弱了，小嬰兒可還正是剛認識這樣的過敏原的時候呢。也可能因此被咬後紅腫的程度比大人更厲害而明顯，也容易引起擔心。

尤其有時候咬在眼皮上更可能腫到眼睛都睜不開，看起來真的會令家長很緊張，晚上兒科急診偶爾會看到這樣的小朋友來掛號，甚至有些小孩就被當作是蜂窩性組織炎住院打抗生素。因為眼皮很薄，皮下組織結構也鬆散，一旦叮咬引起過敏反應很容易就有組織液的堆積而腫一大包，壓到眼睛睜不開就蠻嚇人的。當然有些蚊蟲叮咬會因為有傷口而合併細菌感染，造成蜂窩性組織炎、毛囊炎、膿皰瘡等等，要區分到底是單純過敏反應還是有合併皮膚感染，我們可以觀察以下幾點：

① **顏色**：一般蚊蟲叮咬的皮膚或眼皮比較是淡粉紅色，而且顏色較表淺，通常一壓病灶處就很容易變白。而如果是感染或蜂窩性組織炎，顏色比較會轉深紅，且用手按壓皮膚變白比

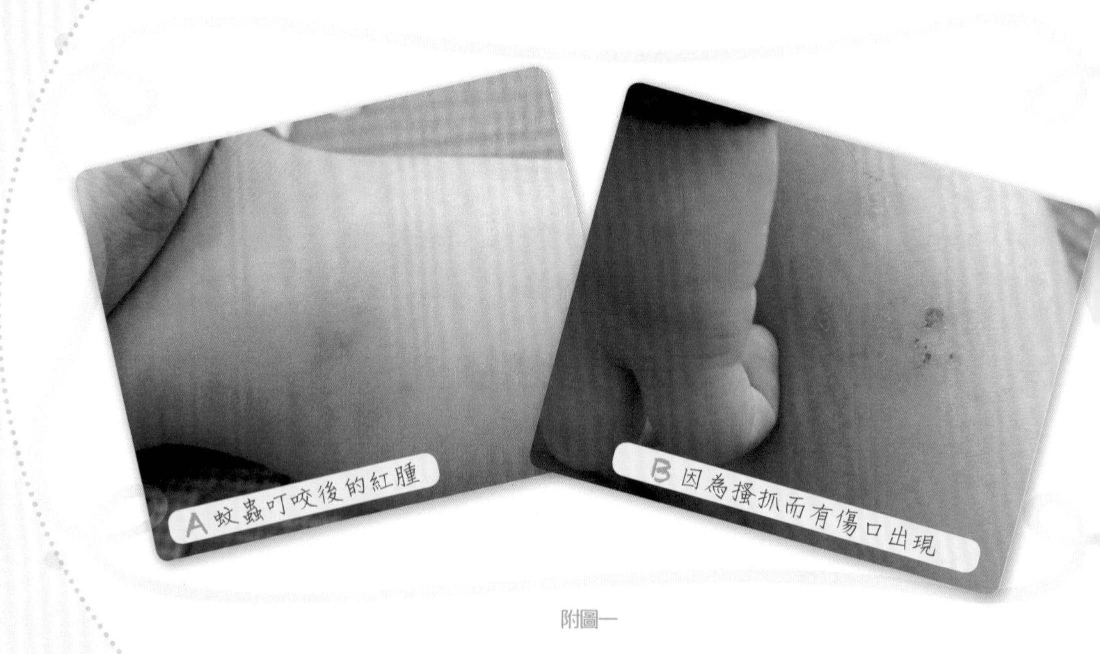

附圖一

較慢回到原來的紅色。

② **質地**：如果是蚊蟲叮咬引起的過敏反應，多半是組織液的滲出，所以壓起來會泡泡軟軟的，但如果是感染的腫起，大多因為發炎細胞的浸潤而使得腫起處壓起來較硬而有彈性。

③ **感覺**：較大的孩子也許會敘述病灶處是比較癢？還是比較是灼熱疼痛？如果是前者居多，多半是一般過敏反應，但如果變成灼熱疼痛為主，就要小心是不是有感染發生了。

④ **傷口**：蚊蟲叮咬的紅腫通常可以找到一個螫人的叮咬點，若有蜂窩性組織炎或是毛囊炎等等，當然同樣可能會有傷口，但傷口就比較會有膿產生，而且傷口周圍也常伴隨黃黃乾掉的組織液。

⑤ **發燒**：蚊蟲叮咬屬於局部的反應，不會發燒，但一些比較嚴重的蜂窩性組織炎或是膿皰瘡則會伴隨發燒。

蚊蟲叮咬的照護治療

所謂預防勝於治療，第一個還是減少蚊蟲叮咬的機會，包括居家清潔，減少蚊蟲以及跳蚤孳生，尤其家中有寵物者應該勤洗寵物，並且發現寵物有跳蚤時積極做除蟲的處理。然而，戶外草叢當然還是蚊子與小黑蚊的大本營，這時我們就需要做防蚊的措施，一般性的防護是盡量穿淺色和長袖的衣物，但是炎炎夏日任誰幾乎都穿不住長袖衣物在室外活動的，所以還是會需要防蚊液，目前認為最有效的防蚊成分叫做避敵（Diethyltoluamide，簡稱 DEET），一般濃度 20-34% 的水溶性噴霧可以提供約 3-6 小時的保護力，必須要噴灑在皮膚及衣物上才能發揮其效用，坊間盛傳 DEET 不可以噴於皮膚上，擔心其副作用，但這是錯的，這結果就造成沒噴的地方就容易被蚊子集中攻擊，所以皮膚上也要噴灑才有保護力，但必須要挑選有衛服部認可於包裝上註明「衛部（署）藥製」或「內衛成製」字號，才可以於人體皮膚上使用。

一旦進入室內就可以使用肥皂把接觸過的皮膚清洗乾淨。DEET 的副作用包括皮膚接觸後可能產生過敏及皮膚炎，而吸收後可能會有神經、心臟血管方面的毒性，兒童尤其比大人容易產生副作用，所以如加拿大衛生部就建議小於六個月的嬰兒禁止使用，小於 12 歲的孩童使用一天不超過一次，並且盡量選擇濃度 10% 以下的產品。

除了 DEET，市面上還有些香茅油、樟木、尤加利、桂皮、香茅等成分的防蚊液，這些屬於天然精油成分理論上不致於有多大的副作用，除非是皮膚本身敏感，一般使用上都蠻安全的，但它們的效用有多少或有多久就不得而知了，是個 DEET 以外的另一種選擇。

被蚊蟲叮咬完腫了一大包又超癢怎麼辦？一般被蚊蟲叮咬沒有出現感染的併發症的話，就單純以止癢為目標，可以吃些抗組織胺，或是冷敷。一些局部塗抹的類固醇也可以達到止癢消腫的目的，但是局部塗抹的抗組織胺，如前面介紹的 Calamine lotion、Sinbaby 則沒有太大的效果。如果是嚴重的蚊蟲叮咬，或有全身性過敏的疑慮，或是咬在眼睛周圍腫得很厲害的，可以使用一點短期的口服類固醇趕快緩解症狀。

另外一個家長常擔心的問題就是消腫後的色素沉澱怎麼辦？會不會留疤呢？其實這些擔心都應該留給時間來解決，色素沉澱終究會消退，需時也許約 1-2 個月，所以耐心為最佳良方。只不過有時候小朋友被反覆叮咬，造成新舊交替的色素沉澱，讓家長誤解怎麼都不會消失，但其實最終都會復原的，並且隨著叮咬次數變多，大多長大後被咬的反應以及色素沉澱都不會這麼厲害了。一般只要不亂抓都不太會留疤，輕微傷口也不會留疤，但是如果抓到細菌感染就難說了，所以總歸不留疤的方法就是不要亂抓，如果真的很癢，短期使用藥物控制是需要的。

國家圖書館出版品預行編目資料

0~10歲小兒健康書 / 葉勝雄, 賴貞吟, 詹弘毅合著. -- 第二版. -- 新北市：文經社, 2014.12
面；公分. --（文經家庭文庫；C230）

ISBN 978-957-663-734-6（平裝）
1.小兒科 2.育兒

417.5 103023137

文經社

文經家庭文庫 C230

文經社網址 http://www.cosmax.com.tw/
http://www.facebook.com/cosmax.co
或「博客來網路書店」查詢文經社。

0~10 歲小兒健康書

作　　者｜葉勝雄，賴貞吟，詹弘毅 合著
發 行 人｜趙元美
社　　長｜吳榮斌
企劃編輯｜黃佳燕
美術設計｜朱海絹
出 版 者｜文經出版社有限公司
登 記 證｜新聞局局版台業字第2424號
社　　址｜241-58 新北市三重區光復路一段61巷27號11樓（鴻運大樓）

編輯部

電　　話｜(02)2278-3338
傳　　真｜(02)2278-2227
E－mail｜cosmax.pub@msa.hinet.net

業務部

電　　話｜(02)2278-3158
傳　　真｜(02)2278-3168
E－mail｜cosmax27@ms76.hinet.net
郵撥帳號｜05088806 文經出版社有限公司

印 刷 所｜通南彩色印刷有限公司
法律顧問｜鄭玉燦律師（02）2915-5229
發 行 日｜2014 年 12 月 第一版 第 1 刷
　　　　　2015 年 3 月 第 4 刷

定價 / 新台幣300元

Printed in Taiwan